AF309189

Méthode Brown-Sequard

OU

SÉQUARDOTHÉRAPIE

Dix-huit Observations. — Neuf Annexes.

APPLICATION A LA VIEILLESSE

PROLONGATION DE LA VIE

PAR

Le Dr MARMISSE, de la Faculté de Paris.

Lauréat du Gouvernement.
Médailles d'argent et d'or (Missions médicales, choléra : Vosges, 1854;
Basses-Pyrénées, 1855).
Lauréat de la Société Nationale d'Encouragement au Bien.
De la Société protectrice de l'Enfance de Bordeaux.
Du Comité médical des Bouches-du-Rhône.
Du Congrès-Concours régional de la Mutualité de Bordeaux, 1888.
Du Syndicat Girondin des Institutions de Prévoyance et de Mutualité.
Lauréat et Membre correspondant de la Société de Statistique de Marseille
Lauréat et Président d'honneur de l'Association Corrézienne de Bordeaux.
Membre correspondant de la Société de Médecine de Paris.
Membre fondateur du Comité médical de Bordeaux, 1864.
Diplôme des Ambulances bordelaises, 1870-71.
De l'Exposition universelle de Paris (section d'Hygiène), 1878.
Mention honorable de l'Exposition régionale de Bordeaux
(section des Sciences sociales), 1895.
Président de la Section de Médecine au IVᵉ Congrès national de la Mutualité
de Bordeaux en 1895.
Médecin honoraire du Bureau de Bienfaisance.

CHEZ L'AUTEUR, 60, quai de Bourgogne, BORDEAUX

MÉTHODE BROWN-SEQUARD

ou

SÉQUARDOTHÉRAPIE

CONGRÈS MÉDICAL FRANÇAIS DE MONTPELLIER
DU 12 AVRIL 1898

Méthode Brown-Sequard

ou

SÉQUARDOTHÉRAPIE

Dix-huit Observations. — Neuf Annexes.

APPLICATION A LA VIEILLESSE
PROLONGATION DE LA VIE

PAR

Le Dr **MARMISSE**, de la Faculté de Paris.

Lauréat du Gouvernement.
Médailles d'argent et d'or (Missions médicales, choléra : Vosges, 1851;
Basses-Pyrénées, 1855).
Lauréat de la Société Nationale d'Encouragement au Bien.
De la Société protectrice de l'Enfance de Bordeaux.
Du Comité médical des Bouches-du-Rhône.
Du Congrès-Concours régional de la Mutualité de Bordeaux, 1888.
Du Syndicat Girondin des Institutions de Prévoyance et de Mutualité.
Lauréat et Membre correspondant de la Société de Statistique de Marseille
Lauréat et Président d'honneur de l'Association Corrézienne de Bordeaux.
Membre correspondant de la Société de Médecine de Paris.
Membre fondateur du Comité médical de Bordeaux, 1861.
Diplôme des Ambulances bordelaises, 1870-71.
De l'Exposition universelle de Paris (section d'Hygiène), 1878.
Mention honorable de l'Exposition régionale de Bordeaux
(section des Sciences sociales), 1895.
Président de la Section de Médecine au IVe Congrès national de la Mutualité
de Bordeaux en 1895.
Médecin honoraire du Bureau de Bienfaisance.

CHEZ L'AUTEUR, 60, quai de Bourgogne, BORDEAUX

PRÉFACE

Je garderai quelques instants mon visiteur dans le vestibule du modeste édifice où je me propose de l'introduire, et cela, pour lui donner une notice biographique sur l'architecte qui m'en a fourni le plan, sur l'état actuel des idées qu'il a fait connaître, pour la première fois, à la science dans la fameuse séance du 1er juin 1889 de la Société de Biologie de Paris, et de plus pour lui indiquer la division de ma construction élevée sur ses idées.

Notice biographique sur Brown-Sequard.

Le savant qui a provoqué une transformation radicale, dans la thérapeutique, est né en 1817, à l'île Maurice, ancienne Ile de France, devenue anglaise par les armes en 1810, et par les traités en 1815.

Suivant les mœurs qui attachaient encore la colonie à l'ancienne métropole, la famille de Brown-Sequard envoya le jeune homme en France, pour y faire les études de la carrière médicale qu'il devait embrasser. Ce fut Paris qui ouvrit les portes de sa Faculté au jeune étudiant, Anglais par la naissance, mais Français par le cœur. Ses études se terminèrent par une thèse remarquable sur un sujet appartenant au système nerveux. Broca, le futur fondateur de l'Anthropologie, lui consacra un éloge brillant dans un compte rendu. Le jeune docteur s'était tracé, dès ce moment, sa future carrière, c'est-à-dire l'exploration, si riche en recherches à faire, du vaste champ de l'organisme nerveux. Disons d'abord que le Mauricien, pour s'attacher davantage à sa patrie scientifique, se fit naturaliser Français. Ses travaux spéciaux lui créèrent des relations et des collaborations les plus flatteuses pour lui. Sur sa route, il coudoya, en effet, constamment les illustrations scientifiques de Paris : Claude Bernard, Vulpian, Charcot, etc.

Les Sociétés savantes les plus notoires de la France et de l'étranger lui donnèrent place dans leurs rangs, à des titres divers. L'Institut de France couronna la série de ses mérites par le prix décennal de 10,000 francs. Claude Bernard mort, son émule dans la recherche des secrets de la vie fut désigné pour occuper une chaire illustrée par toute une suite de savants. Disons que, au début de sa réputation, l'expérimentateur physiologiste avait été appelé aux États-Unis, pour y continuer ses travaux. Cette absence passagère m'empêcha d'assister à ses expérimentations sur la physiologie, et cela pendant toute la période de mon séjour auprès de la Faculté de Paris. Séduit par l'enseignement de ce maître, j'aurais eu une bien grande satisfaction à l'entendre.

L'enfant de Maurice, malgré son amour pour la France, n'avait pas renoncé à une certaine affection pour sa patrie natale. Il fréquentait amicalement la colonie mauricienne de Paris. Un jour même, il fit dans son sein une conférence très brillante, au bénéfice des victimes d'un de ces cyclones désastreux si fréquents dans l'océan Indien.

Les travaux du savant, dont un aperçu presque dramatique a été donné dans sa communication à la Société de Biologie, durent altérer sa santé vers les derniers temps de sa vie. La mort l'enleva à la science en 1895. Mais il nous reste comme testament son œuvre capitale, à laquelle avait collaboré son adjoint aussi ardent qu'habile pour la technique, le D^r d'Arsonval, qui lui a succédé au Collège de France.

État actuel de la méthode Brown-Sequard.

Malgré les joyeusetés et les gauloiseries, déplacées et peu dignes d'hommes de science, qui accueillirent la première communication de Brown-Sequard, dans la Société de Biologie, la nouvelle thérapie fit son chemin. Comme toute doctrine médicale nouvelle patronnée par un homme de valeur, celle-ci provoqua assez rapidement une espèce d'enthousiasme où entrait certainement de la curiosité. Aussi a-t-elle suivi les oscillations de la mode et l'engouement subit-il une véritable détente. Mais si le thermomètre baissa, il ne descendit jamais au dessous de zéro, et il est remonté aujourd'hui à un degré suffisant pour constater et assurer la vitalité de la doctrine. Cela est prouvé par une série de publications sur les essais, succès ou insuccès de la nouvelle médecine, et de thèses inaugurales, et de plus, grâce à un concours venu de tous les points où se cultive la science, la séquardothérapie est entrée enfin dans la science officielle. En voici les preuves.

Le Dr Landouzy, professeur de thérapie à la Faculté de Paris, a fait à la méthode les honneurs de ses leçons, et c'est même lui qui lui a donné la dénomination d'opothérapie (thérapie par les sucs). Nous verrons, dans la première partie de cette publication, qu'il y a une certaine analogie entre la théorie pasteurienne et la théorie séquardienne. L'Académie de Médecine a consacré cette analogie, en créant dans son sein une Commission spéciale dite des extraits organiques, où les préparations séquardiennes sont étudiées parallèlement aux préparations pasteuriennes.

Enfin la session du quatrième Congrès français de Médecine, qui se réunira, le 12 avril 1898, à Montpellier, a complété ce rapprochement ; car sur les trois questions que le Congrès se propose d'étudier à fond, la deuxième est consacrée aux associations microbiennes et infections mixtes, et la troisième à l'utilisation thérapeutique des organes à sécrétion interne. N'est-ce pas de la séquardothérapie pure ?

Disons, pour terminer ce qui regarde le Congrès à ce point de vue, que les rapporteurs désignés sur la troisième question sont MM. les professeurs Gilbert et Carnot (de Paris), Mossé (de Toulouse), et de Cérenville (de Lausanne).

Je crois donc avoir prouvé suffisamment que la séquardothérapie est entrée définitivement dans les soucis de la science et qu'elle peut dédaigner désormais soit les sceptiques, soit les moqueurs, et la foule des indifférents ou de ceux qui osent l'attaquer, par pure ignorance, ou par intérêt plus ou moins visible.

Parlons un peu des diverses dénominations de la nouvelle thérapie. Il semblait que la dénomination de méthode Brown-Sequard devait suffire à la langue séquardienne. Mais le néologisme s'y introduisit, comme dans toute science nouvelle.

Je n'ai pas voulu rester étranger à cette tentative de perfectionner le langage séquardothérapien, et je renvoie le lecteur à la dissertation qui commence la première partie, la partie dogmatique.

Je terminerai ma Préface en donnant le tableau synoptique suivant :

Tableau synoptique.

Comme je l'ai déjà dit, j'ai attardé quelques instants, dans le vestibule, le visiteur de ma maison ; je vais maintenant le promener, aussi rapidement que possible, à travers l'intérieur, en cherchant à le distraire de mon mieux par ma manière de construire.

Cet intérieur est formé par vingt-sept appartements tout à fait séparés et même tout à fait réellement indépendants les uns des autres, comme on le verra, d'ailleurs. Appartements principalement constitués eux-mêmes par dix-huit observations séquardothérapiennes et ne logeant que des vieillards ; puis, secondairement, par neuf annexes qui, elles aussi, sont distinctes les unes des autres et ont plus ou moins de rapport avec les observations qu'elles précèdent ou qu'elles suivent.

Les vingt-sept appartements composant mon petit édifice scientifique y forment deux corps de logis également sans relation entre eux, représentant, le premier, comme la partie dogmatique, et le second, comme la partie clinique de mon œuvre séquardothérapienne.

La simple énumération des vingt-sept parties du total, avant sa lecture complète, en donnera aux lecteurs comme un aperçu général, je dirai même, comme une appréciation à vol d'oiseau. C'est à cet aperçu que j'ai donné, comme on l'a vu plus haut, la dénomination et la signification d'un tableau synoptique.

PARTIE DOGMATIQUE

Annexe I. — Considérations sur les évolutions du langage scientifique, en général; leur application au langage de la méthode Brown-Sequard ou Séquardothérapie, en particulier.

Base scientifique de la Séquardothérapie, en général.

Base scientifique de la Séquardothérapie orchitique, en particulier.

Annexe II. — Action presque spécifique de la Séquardothérapie orchitique sur les fonctions sexuelles.

Annexe III. — Morale et fonctions sexuelles.

De l'autosuggestion en Séquardothérapie.

Annexe IV. — Considérations générales sur la sénilité, au point de vue de la Séquardothérapie orchitique.

Technique de la Séquardothérapie en général et de la Séquardothérapie orchitique, en particulier.

PARTIE CLINIQUE

Observation I. — Affaiblissement sénile presque général avec surmenage physique et intellectuel. (Auto-observation de Brown-Sequard.) Retour des forces. Soixante-douze ans.

Observation II. — Débilité sénile presque générale avec surmenage moral. (Auto-observation.) Retour des forces. Soixante-douze ans.

PARTIE DOGMATIQUE

ANNEXE I [1]

Considérations sur les évolutions du langage scientifique, en général; leur application au langage de la méthode Brown-Sequard, en particulier.

Le professeur Trousseau avait délaissé la carrière de l'enseignement littéraire pour la carrière de l'enseignement médical, les belles-lettres pour la science. Ayant d'abord conquis et occupé brillamment la chaire de thérapeutique, il permuta pour la chaire de clinique interne où il continua ses succès de professeur. D'artiste, comme le qualifiait parfois, malicieusement et avec dédain, son fougueux rival Piorry, il devint clinicien; mais dans l'une et l'autre chaire, il resta toujours l'homme de lettres.

Un jour qu'il traitait une question ancienne, mais sous un point de vue nouveau et surtout avec des expressions nouvelles, s'adressant à nous, ses auditeurs charmés par son élégant langage ordinaire de rhéteur:

« Messieurs, nous dit-il, avant d'ouvrir ma leçon, je veux éviter, auprès de vous, la situation d'Ovide

---

(1) Je donne le nom d'annexe aux dissertations très peu dépendantes du sujet traité.

auprès du peuple barbare, au milieu duquel l'avait relégué le sévère Auguste, situation dont il se plaignait dans ses lettres poétiques à ses amis de Rome [1]. Je veux que vous me compreniez et que je ne passe pas pour un barbare près de vous, comme cela arriva, loin de Rome, à l'auteur trop pratique de l'*Art d'aimer*, isolé dans le pays que nous nommons aujourd'hui la Crimée. »

On sait que dix-huit siècles plus tard, nos soldats devaient arroser cette région, anciennement si inhospitalière, de leur sang, glorieusement oui, utilement non. Car n'était-ce pas plutôt à Saint-Pétersbourg qu'à Londres que la France devait chercher de vrais et solides amis? Les événements du jour présent l'ont prouvé d'une manière bien éclatante.

Voici le vers cité par l'élégant professeur et où retentissait la plainte du poète banni :

« Barbarus hic ego sum, quia non intelligor illis. »

C'est la remémoration de cette réminiscence littéraire, en pleine clinique, qui va me servir d'*opportunisation*, si mes lecteurs veulent bien me permettre ce mot, pour leur soumettre cette annexe I.

Je leur demande encore de m'autoriser à remonter comme au déluge, pour généraliser ma dissertation de linguistique scientifique.

D'Ovide, je passe donc à Horace, auprès duquel je vais chercher le droit de faire du néologisme fréquent dans mon opuscule, au profit de la langue séquardothérapienne qui est toute à créer.

Dans une épître aux fils de Pison, que plus tard les rhéteurs latins ont nommée l'*Art poétique*, l'ami de Mécène compare les évolutions des mots d'une langue

---

(1) Les *Tristes*.

aux évolutions des feuilles d'un arbre. Les secondes, dit-il, naissent et meurent, puis renaissent et remeurent, alternativement, et cela, suivant les phases de la végétation. Cette double destinée leur est inévitable. Les premiers, les mots, subissent également, en grand nombre, une évolution pareille. Seulement les divers éléments qui président à ce mouvement linguistique échappent à la loi fixe de la végétation. Ces éléments sont : les usages, les modes, les conventions, les caprices du vulgaire, et surtout pour les sciences, le besoin de mots nouveaux pour exprimer des idées nouvelles créées par le progrès. Tous ces éléments contribuent, d'ailleurs, au perfectionnement d'une langue quelconque. Il me serait facile d'apporter ici des preuves nombreuses, pour démontrer que des mots, après avoir vieilli, reprennent parfois de la jeunesse, après être tombés en désuétude reprennent parfois force et vigueur, après avoir passé par la banalité reprennent de la distinction. Mais il faut que je borne mes considérations uniquement à la langue scientifique, en général, et surtout à la langue médicale, en particulier, où figure la langue séquardothérapienne.

Nos pères, par exemple, pour expliquer certains phénomènes physiologiques ou pathologiques, avaient adopté les mots de ferments et d'humeurs plus ou moins peccantes et parfois ceux d'infiniment petits. Pasteur a synthétisé leur théorie en les plaçant sous le monopole des microbes physiologiques et pathogènes. Voilà donc les résultats des évolutions du langage médical. Poussons plus loin la recherche des transformations qu'elles ont produites au service de la méthode Brown-Sequard. Le langage de cette dernière s'est enrichi de plusieurs mots : Organothérapie, Opothérapie, Cystothérapie, Histothérapie, etc., mots auxquels j'ai cru pouvoir joindre ceux-ci : Séquardothérapie, Autoséquardothérapie (traitement par soi-même, au moyen des lavements). Je ne dois pas omettre les expressions : Médication orchitique, Médication thyroïdienne, Thyroïdisme (troubles physiologiques produits par la médication thyroïdienne), Orchitisme (expression proposée encore par moi pour signifier les troubles physiologiques que peut produire la médication orchitique à dose élevée).

Depuis que j'ai eu l'idée purement personnelle de créer le mot *Autoséquardothérapie*, j'ai trouvé, dans mes lectures classiques, un fait qui m'a donné une certaine satisfaction, et je vais la faire partager à mes lecteurs.

Térence, dans une de ses comédies, met en scène un personnage, sous le nom de Ménédème, qui se tourmente d'avoir poussé, par une excessive sévérité, son fils Ciluias à s'enrôler pour l'Asie. C'est cette situation morale qui a donné à l'auteur de la vieille pièce théâtrale l'idée de l'intituler Ἑαυτὸντιμωρούμενος; mot composé, qui signifie : *qui se punit lui-même*. N'est-ce pas un ancêtre parent ou du moins très voisin de mon mot : *qui se traite lui-même par la méthode Brown-Sequard* : Autoséquardothérapie ?

On voit que dans cette pléiade d'expressions nouvelles, c'est la langue grecque qui a été mise tout à fait à contribution. C'est l'auteur de l'*Art poétique* qui intervient pour conseiller cet emprunt à l'Attique. Je le prouverai en citant plus loin les vers qu'il a consacrés à cette partie de sa didactique. L'histoire nous en donne l'explication. Elle nous apprend que lorsque Rome eut conquis Athènes, au point de vue politique, c'est Athènes qui vainquit Rome, au point de vue littéraire. En effet, avant, pendant et après le siècle d'Auguste, il n'y eut pas de poètes, d'historiens, d'orateurs, de philosophes, même de grands généraux ou hommes d'État, dans la République ou dans l'Empire, qui ne fussent des familiers de la littérature hellénique.

Les belles-lettres grecques, qui ont produit le siècle de Périclès, chassées de Constantinople, où elles s'étaient réfugiées, pendant le *Bas-Empire*, se transportèrent dans l'Occident, lorsque le Coran eut vaincu l'Évangile, dans les lieux qui furent son berceau, et que le Croissant eut remplacé la Croix sur le dôme de Sainte-Sophie. L'Europe hérita donc des ouvrages que les Grecs émigrés lui apportèrent, et ce fut l'origine de la renaissance des belles-lettres anciennes, chez nous, en pleine formation de langue nationale. Leur expansion fut favorisée surtout par la découverte récente de l'imprimerie. Voilà comment la langue médicale put puiser, depuis cette époque, à pleines mains, à la source grecque qui avait alimenté la littérature hippocratique.

J'ai promis de citer le passage de l'*Art poétique* qui a suggéré aux médecins littérateurs de toutes les époques les emprunts nombreux à la langue du père de la Médecine. Le voici :

> Si fortè necesse est
> Indiciis monstrare recentibus abdita rerum,
> Fingere cinctutis non exaudita Cethegis
> Continget, dabiturque licentia sumpta pudentér ;
> Et nova fictaque nuper, habebunt verba fidem, si
> Græco fonte cadant, parcè detorta...

Base scientifique de la séquardothérapie en général [1].

DÉFINITION.

La séquardothérapie est l'application à la thérapie, suivant la méthode de Brown-Sequard, des extraits d'organes ou de tissus d'animaux, en général mammifères : cobaye, taureau, mouton, veau, vache, chien, lapin, singe, etc.; tissus ou organes pris sur ces animaux à l'état sain et vivants, ou récemment tués.

TISSUS OU ORGANES.

On entend par tissu ou organe, en général, la juxtaposition ou l'enchevêtrement d'éléments anatomiques rudimentaires, connus en micrographie sous la dénomination de cellules, de microorganismes. L'organisme végétal, comme l'organisme animal, est également composé de cellules. Les cellules végétales élaborent dans leur sein des principes immédiats, qu'on nomme alcaloïdes végétaux, propres à chaque espèce de cellules, alcaloïdes si utilisés aujourd'hui en thérapie. Nous verrons plus loin que les cellules animales élaborent également certains principes ou ferments appelés sécrétions, dont l'une est particulièrement utilisée en séquardothérapie.

-----

[1] Voir mon opuscule : *Méthode Brown-Sequard ou Séquardothérapie.* — 1897. Bordeaux, Feret et fils, éditeurs; Libourne, Maleville, éditeur.

Cette analogie dans la composition microscopique des organes des deux règnes vivants, en général, a fait dire à Brown-Sequard : Pourquoi les sécrétions cellulaires des deux ne seraient-elles pas également utilisables en thérapie? La pratique a fait une réponse affirmative, comme on le verra à chaque instant dans cette publication.

La différence dans les formes, les dimensions, les modes de juxtaposition ou d'enchevêtrement des cellules anatomiques de l'animal, est la seule cause de la différence de ses tissus ou organes. Ces microorganismes jouissent des propriétés rudimentaires de la vie : nutrition ou assimilation, dénutrition ou désassimilation, sécrétion, résorption, et enfin reproduction ou régénération.

Je n'ai à m'occuper ici que du double phénomène physiologique de la sécrétion et de la résorption, fonctions constamment concomitantes. C'est sur cette double propriété vitale de la cellule et par suite du tissu, qu'est basée la séquardothérapie, sans prétendre, néanmoins, que la reproduction cellulaire lui soit interdite, car la nouvelle thérapie ne renonce pas à l'espérance de favoriser cette régénération, au moyen de la sécrétion orchitique introduite artificiellement dans un organisme besogneux; et dans ce cas, ne serait-ce pas une espèce de rajeunissement? Beaucoup de résultats obtenus par la méthode, comme on le verra dans les faits publiés plus loin, ne rendent pas illusoire cette espérance.

Toute cellule, a dit le savant successeur de Claude Bernard dans la chaire de médecine expérimentale, au Collège de France, produit toujours une sécrétion dite interne, que personne ne soupçonnait avant cet illustre physiologiste. Il est vrai que parmi les microorganismes il en est un certain groupe qui produit une seconde sécrétion dite externe, connue de tout temps, sous diverses dénominations vulgaires : bile, urine, sueurs, larmes, salive, mucosités, lait, sperme, ovule, etc... Nous avançons donc de plus en plus dans l'exposition de la base scientifique de la séquardothérapie. Étudions la sécrétion interne.

SÉCRÉTION INTERNE.

Toute cellule, ai-je dit, produit une sécrétion qui lui est spéciale. Elle est dite interne, parce que, résorbée sur place, elle passe dans le sang, sans sortir de l'organisme.

Nous répéterons encore que toute la théorie séquardothérapienne repose sur cette hypothèse de la sécrétion interne, au milieu des tissus. Mais l'on ne doit plus dire hypothèse, car la sécrétion interne est désormais acquise comme une loi physiologique découverte par l'expérimentation et la clinique. Ce produit cellulaire est pris par les vaisseaux résorbants, en même temps que les détritus de désassimilation, pour donner au sang les qualités qui lui sont nécessaires ou utiles. Sa disparition ou sa diminution est la cause de plusieurs états morbides que la séquardothérapie est capable de guérir.

ANALOGIE DE LA CELLULE ANIMALE AVEC LA CELLULE MICROBIENNE.

On sait le rôle important que Pasteur fait jouer au microbe soit physiologique soit pathologique. Eh bien ! il y a une certaine analogie entre la cellule des tissus de l'animal et le microbe venu de l'extérieur pour s'insérer dans ses tissus. Comme la cellule, le microbe, cellule lui-même, sécrète une substance ou ferment. Le ferment de la cellule microbienne est tantôt salutaire, tantôt nuisible, suivant son origine, qui est ou n'est pas infectieuse. La grande analogie entre les deux microorganismes, c'est de se développer par eux-mêmes, et pour le microbe pathologique la rapidité de la reproduction est à peine croyable. Elle est prouvée par sa culture. Brown-Sequard a signalé l'analogie dont il vient d'être question, comme une preuve ajoutée à tant d'autres de l'existence de la sécrétion interne des tissus ou organes. La sécrétion produite par le microbe pathogène, s'appelle *toxine*.

DIVERSES ESPÈCES DE TISSUS OU ORGANES.

Il y a deux groupes principaux de tissus : les uns à forme non glandulaire, les autres à forme glandulaire.

Les principaux tissus à forme non glandulaire sont les suivants : cerveau, moelle épinière, muscles, os, cartilages, etc. Le caractère de ces tissus, au point de vue de la théorie séquardothérapienne, c'est de n'avoir qu'une sécrétion, celle dite interne, plus ou moins actuellement utilisée ou expérimentée.

Les tissus à forme glandulaire se subdivisent en deux sous-groupes : les uns ne produisent que la sécrétion interne; les autres, simultanément avec cette dernière, une deuxième, dite sécrétion externe, dont le rôle est nul dans la théorie, sauf une exception que je signalerai, lorsque je m'occuperai de la glande testiculaire.

Le premier sous-groupe comprend les glandes suivantes, dites aussi glandes vasculaires : thyroïde, thymus, rate, capsules surrénales, glandes lymphatiques, poumons, prostate, etc. Parmi ces glandes, c'est la thyroïde qui, jusqu'à ce jour, du moins, est entrée avec le plus de droit dans l'arsenal séquardothérapien, parallèlement à la glande testiculaire ou orchitique dont je parlerai plus bas, sans passer sous silence, néanmoins, la glande ovarique de l'animal femelle.

Enfin, le dernier groupe des tissus est celui qui fournit, à la fois, une sécrétion interne et une sécrétion externe; il comprend les glandes suivantes : foie, pancréas, reins, glandes génitales (testicules chez le mâle, ovaires et mamelles chez la femelle), etc., etc.

Les autres glandes du même groupe ne sont pas à signaler ici, vu leur insuffisance en expérimentation séquardothérapienne, pour le moment.

Le groupe des glandes à deux sécrétions est dit groupe de glandes à canal excréteur, parce qu'elles sont munies d'un conduit spécial, pour porter dans un réservoir également spécial la sécrétion externe, celle-ci ne devant jamais être résorbée, au sein des cellules, comme la sécrétion interne et les détritus de la dénutrition cellulaire. Quand cette sécrétion externe est emportée au sein des tissus (bile, urine, lait, etc.), il y a véritable intoxication. Je me garderai bien d'englober, dans la possibilité de cet accident, la résorption de la sécrétion externe de la glande génitale mâle dont j'aurai à parler tout spécialement à propos de la séquardothérapie orchitique.

Avant d'aborder l'utilisation de l'extrait orchitique, le seul que je vise dans mon travail, je vais dire quelques mots sur l'utilisation de divers autres extraits organiques, pour ne pas être trop incomplet, dans l'exposition de la séquardothérapie, en général.

La glande thyroïde est employée sous une série de formes, même pharmaceutiques, ainsi que la glande ovarique. Dans ce moment des expériences sérieuses se font presque officiellement chez nos hommes de

science à Bordeaux, sur des préparations pulmonaires
et autres; et on parle de succès. L'arène est donc
ouverte pour les luttes scientifiques en séquardothérapie : que les lutteurs de la science s'y présentent.

OBJECTION.

On a le droit de se demander si la ressemblance de
la cellule d'un tissu chez un animal avec la cellule
correspondante du même tissu chez l'homme est assez
parfaite pour admettre la même ressemblance dans
sa secrétion interne. La seule réponse possible pour
résoudre ce problème, que la philosophie scientifique
a le droit de se poser, la voici : Jusqu'à présent le
microscope n'a pu découvrir, que je sache, du moins,
aucune différence sensible entre la cellule des principaux tissus d'un animal et la cellule de ceux de
l'homme, dit son frère supérieur, dans le langage de
certains naturalistes. En sorte que les secrétions internes de l'un peuvent être regardées comme les équiva-
lents des mêmes sécrétions internes de l'autre. C'est
ce principe fondamental et doctrinal qui inspire la
théorie et la pratique de la séquardothérapie. On en
trouvera une preuve irréfutable dans le succès de
certaines sécrétions : par exemple, du chien, du cobaye,
du singe, du mouton, du veau, du taureau, etc., quand
on les applique à la thérapie humaine.

Ce que j'avais à dire, sur la base scientifique de la
séquardothérapie, en général, étant terminé, je vais
aborder, en suivant la même marche, la base scientifique de la séquardothérapie orchitique, en particulier,
c'est-à-dire, sans spécifier son application à tel ou tel
cas, tout en visant, néanmoins, particulièrement, la
sénilité et ses complications.

Base scientifique de la séquardothérapie orchitique en particulier.

INTRODUCTION.

En traitant de la base scientifique de la séquardo-thérapie, je n'ai visé aucune des sécrétions internes en particulier. Je répéterai ici que quelques-unes seulement ont été exploitées jusqu'à présent avec un succès réel. Les voici : sécrétions thyroïdienne, testiculaire, ovarique, et même sécrétion cérébrale. De simples espérances sont données pour les autres. Mais l'enthousiasme de quelques disciples ardents du Maître a été jusqu'à rêver l'envahissement de toute la thérapie par les médicaments tirés du règne animal, le règne végétal et le règne minéral devant être tôt ou tard délaissés, au grand détriment de la pharmacologie séculaire et contemporaine. Il semble donc que chaque tissu animal aura un jour le droit de dire : *Cur non potero quod isti et istæ ?*

Par base scientifique j'entends ici les notions d'anatomie et de physiologie sur la glande testiculaire ou orchitique, en vue de son utilisation séquardothérapienne, comme j'ai fait pour les mêmes notions sur la cellule en vue de la séquardothérapie générale.

NOTIONS D'ANATOMIE ET DE PHYSIOLOGIE SUR LE TESTICULE,
EN VUE DE SON UTILISATION SÉQUARDOTHÉRAPIENNE [1].

La glande génératrice du mâle, dite testiculaire dans le langage vulgaire, et orchitique dans le langage

---

[1] Les notions qui vont suivre ne sont données que pour ceux de mes lecteurs qui sont étrangers au corps médical; celui-ci n'en ayant nul besoin pour apprécier la base de la séquardothérapie orchitique.

scientifique, est normalement double. Elle est composée par des canalicules filiformes, en quantité considérable, enroulés les uns sur les autres, comme une pelote de fil, à forme ovoïde. L'organe sexuel est renfermé, pendant la période fœtale, dans la cavité abdominale, et n'en descend que peu à peu, pour aller prendre domicile permanent, au dehors, dans une cavité dite bourse composée par plusieurs membranes superposées. Situé à l'extérieur, à l'opposite de la glande génératrice femelle qui toujours séjourne dans l'intérieur abdominal, le testicule témoigne du sexe de l'individu, d'où lui est venue sa dénomination, d'origine latine (*testis*, témoin).

Les deux bourses sont réunies dans une enveloppe commune dite *scroton* (étymologie grecque), qui signifie également bourse. Rabelais, dans son langage caractérisé par l'alliance du latin et du grec avec notre langue nationale en formation, emploie le même mot de scroton, dans le sens d'une bourse à monnaie. Fréquemment il dit dans ce sens que les escholiers avaient leur scroton plus ou moins vide.

Le testicule est soutenu par un cordon (cordon spermatique), dont une des extrémités est attachée à l'intérieur des parois abdominales, et l'autre à l'extrémité de la glande. Le cordon spermatique est formé par une gaine tendineuse qui renferme les éléments anatomiques suivants nécessaires aux fonctions vitales de la glande : une artère qui préside à la nutrition des cellules glandulaires; des veines et des vaisseaux lymphatiques préposés à la résorption des résidus de la dénutrition et de la sécrétion interne inhérente à tout tissu, comme il a été dit; un canal (canal déférent) chargé de prendre sur place la sécrétion externe, dont je parlerai plus loin (liquide spermatique), et d'aller la verser dans un réservoir spécial situé plus haut (vésicule séminale); et enfin un nerf (nerf spermatique) renforcé par des filets du grand sympathique, tous chargés de porter la vitalité dans les éléments cellulaires, c'est-à-dire, d'y présider à la nutrition, à la sécrétion, à la résorption et à la régénération des cellules usées. On donne aussi à la glande testiculaire le synonyme de glande orchitique, expression qui sonne mieux dans le langage ordinaire.

Je n'ai presque rien dit des fonctions nerveuses qui s'accomplissent au sein des cellules orchitiques. Je me réservais d'introduire ici quelques considérations établissant un rapport entre la morale et la physiologie des fonctions sexuelles. Mais, à mesure que je réfléchissais, l'horizon s'étendait et prenait la proportion ou la forme d'une question aussi bien philosophique que physiologique. Alors j'ai renoncé à la traiter, dans le corps d'un travail dont le but est conçu uniquement au point de vue thérapeutique, et j'ai renvoyé ailleurs l'exposition de mes idées sur l'harmonie qu'il doit y avoir entre la physiologie sexuelle et la morale sexuelle désignée habituellement par le mot assez vague de moralité.

J'ai été très bref aussi sur la fonction sécrétante du testicule. Je me réservais d'en parler un peu plus longuement, puisque la théorie séquardothérapienne y est spécialement intéressée. La glande orchitique étant un type tout à fait à part des glandes à conduit excréteur, ses deux sécrétions, interne et externe, méritent une attention toute spéciale dans la théorie.

SÉCRÉTIONS DE LA GLANDE ORCHITIQUE EN GÉNÉRAL.

Les glandes à conduit excréteur ne fournissent à la théorie que la sécrétion interne, comme nous l'avons dit ailleurs. Mais par exception, comme on le verra plus bas, la sécrétion externe du testicule (liquide spermatique) pourrait, à la rigueur, être utilisée ; sauf que la pratique n'en serait pas facile. La seule différence qu'il y a entre les deux sécrétions, c'est que l'une est la seule destinée à la fécondation, grâce aux spermatozoïdes qu'elle contient. Voici, d'ailleurs, quelques considérations générales sur les deux sécrétions à la fois.

L'action des sucs testiculaires est d'une importance capitale en physiologie. Quand le testicule est enlevé à un animal, il est totalement transformé, surtout si la castration a été faite pendant la période de développement. Est-il nécessaire de parler ici du chapon, du bœuf (veau taillé), du cheval hongre et des animaux sauvages des ménageries, taillés pour diminuer chez eux leur caractère d'indomptabilité ? Cette phrase peut me servir de transition, pour parler des êtres humains à qui on a enlevé, dans un but quelconque, leur organe de virilité, avant ou pendant leur développement. Tout le monde connaît le type humain préposé à la garde du sérail des souverains orientaux, et la légende des ténors artificiels.

La conclusion est donc que les sécrétions testiculaires ont une influence prépondérante sur l'organisme humain tout entier. Cette vérité physiologique a été mise en évidence par Buffon, et il paraît même avoir devancé, dans la question des sécrétions testiculaires, les idées qu'a mises en avant le savant physiologiste du Collège de France, au point que celui-ci pourrait être soupçonné d'avoir pris quelques-unes de ses idées et même de ses expressions au brillant physiologiste du XVIIIe siècle. Tant il est vrai que Labruyère a raison, quand il dit que rien n'est nouveau sous le soleil et que nous ne faisons que glaner après les anciens.

En laissant à l'organisme les sécrétions testiculaires

ou, du moins, en n'en abusant pas dans leur emploi réclamé par la nature, on procure à l'organisme tout entier une vigueur qui s'explique très bien par les notions physiologiques que les passages cités ailleurs feront encore mieux ressortir [1].

Après ces notions générales sur les sécrétions orchitiques, j'aborde des notions spéciales sur chacune d'elles, c'est-à-dire, sécrétion interne et sécrétion externe (liquide spermatique).

SÉCRÉTION INTERNE TESTICULAIRE.

C'est la gloire de Brown-Sequard d'avoir distingué la sécrétion interne des tissus de leur sécrétion externe, et surtout d'avoir appliqué cette distinction physiologique aux fonctions testiculaires.

En effet, cette sécrétion interne a au nombre de ses caractères essentiels d'être résorbée sur place, au moment de sa production, par les vaisseaux absorbants, et d'être ainsi portée par le sang, dans tous les milieux cellulaires de l'organisme, en donnant au liquide nourricier les qualités qui lui sont nécessaires, comme il a été dit pour toutes les sécrétions internes en général. Ainsi donc, tous les tissus, n'importe leurs espèces, gagnent en vitalité par l'arrivée, au sein de leurs cellules, de la sécrétion interne testiculaire que leur apporte le sang.

Brown-Sequard insiste surtout sur l'action tonifiante de cette sécrétion vis-à-vis le système nerveux tout entier, cérébro-spinal et grand sympathique. De là

---

[1] A la suite de la communication de Brown-Sequard que je citerai textuellement dans la deuxième partie, je signalerai un phénomène de la physiologie séquardothérapienne, qui complétera ce qui vient d'être dit sur les sécrétions testiculaires en général. J'y renvoie le lecteur.

ses effets si remarquables sur les organes de la vie de nutrition et sur ceux de la vie de relation, c'est-à-dire sur le physique, le moral et l'intellectuel, chez l'homme, à toutes les périodes de sa vie.

Brown-Sequard et son collaborateur, le Dr d'Arsonval, aussi habile que savant, ont donné le mode de préparation pour extraire la sécrétion interne des testicules d'un animal; j'en parlerai brièvement dans ma dissertation sur la technique séquardothérapienne. J'en ai fini avec cette sécrétion. Je passe à la secrétion externe :

SÉCRÉTION EXTERNE TESTICULAIRE OU LIQUIDE SPERMATIQUE.

Je n'ai pas à m'occuper du rôle essentiel de la sécrétion externe testiculaire, dans l'acte complexe de la génération, c'est-à-dire dans la fécondation par elle de la sécrétion externe de la glande sexuelle, dite ovule. Le rapprochement des sexes va porter le principe fécondant sur le principe à féconder. Ce qui distingue physiologiquement les deux principes venus des deux glandes, c'est la présence des spermatozoïdes dans une des deux sécrétions. Il faut, surtout au point de vue de la séquardothérapie, faire remarquer que la sécrétion externe n'est pas résorbée sur le lieu même de sa production, comme la sécrétion interne. La résorption de la première se fait ou peut se faire ailleurs, quand elle n'est pas appliquée plus ou moins prochainement à la fécondation de l'ovule. Je vais le démontrer.

J'ai dit que c'est le canal déférent qui est chargé de prendre sur place le principe fécondant, pour le déposer dans son réservoir (vésicule séminale). La sécrétion externe est loin d'être constamment utilisée pour sa destination naturelle, les relations sexuelles n'étant réclamées par la nature, qu'à certains moments que celle-ci, ou que des circonstances qui lui sont étrangères provoquent. Le liquide fécondant s'accumule donc dans son réservoir. Du moment qu'il n'est pas utilisé plus ou moins rapidement, il y est résorbé à son tour, comme la sécrétion interne sur son lieu de production. Mais cette résorption n'est pas complète, puisque les spermatozoïdes, qui sont insolubles, ne peuvent pas passer dans le torrent de la circulation. Or, la partie résorbée va tonifier à son tour l'organisme de la même façon que la sécrétion interne. De là la vigueur, à tous les points de vue, des hommes qui ne font pas d'excès en fait de relations sexuelles, et surtout qui n'en usent jamais ou presque jamais, sauf certains inconvénients connus en médecine et dont je n'ai pas à parler ici.

La résorption de la sécrétion concentrée dans la vésicule séminale, dans les conditions désignées plus haut, est un fait physiologique capital pour l'organisme. La règle absolue est que, de temps en temps, cette sécrétion soit dépensée en relation sexuelle. S'il surgit parfois quelques inconvénients même morbides d'une privation absolue ou très rare de ce fonctionnement régulier, combien sont-ils inférieurs, dit Buffon, aux inconvénients qui résultent de son excès !

Il est un autre phénomène physiologique qu'il me paraît original de faire ressortir ici. Le voici :

RÉSORPTION DU LIQUIDE SPERMATIQUE DÉPOSÉ SUR LA MUQUEUSE VAGINO-UTÉRINE.

Les animalcules spermatozoïdes sont les seuls éléments de la fécondation de l'ovule ; par conséquent, le liquide dans lequel ils nagent, ou bien s'écoule au dehors, ou bien est résorbé sur la muqueuse où il a été déposé. Eh bien! cette résorption est utile elle-même à l'organisme féminin. En effet, il est admis par le populaire que le mariage est utile aux jeunes filles débilitées par la chlorose ou la chloro-anémie. La science est obligée d'admettre que cette opinion n'est pas un préjugé. Voici un fait qui le prouve à l'instar de bien d'autres. Un jour, je demandais à une mère de famille quel était l'état de sa fille que j'avais soignée pour une débilité générale. « Je lui ai trouvé son remède, me dit-elle en souriant : un mari; et aujourd'hui, elle est magnifique. » N'est-ce pas l'application de la doctrine développée plus haut? Je demande la permission de donner une autre preuve, d'une source moins respectable, de l'opinion que j'ai exprimée. J'ai toujours été surpris d'une certaine apparence de vigueur, qu'on trouve fréquemment chez les vendeuses de relations sexuelles, pour employer une expression aussi convenable que pittoresque. La résorption sur la muqueuse vagino-utérine, qui doit être très fréquente dans cette catégorie de femmes, me paraît contribuer à l'explication du phénomène physiologique signalé chez elles.

LE LIQUIDE SPERMATIQUE EST-IL UTILISABLE EN SÉQUARDOTHÉRAPIE ?

L'auteur de la nouvelle méthode est loin de rejeter l'utilité du liquide spermatique dans sa thérapie. En voici la preuve. Il cite le fait suivant qui est très curieux. Un jeune médecin de Paris ayant eu sa femme profondément anémiée par des hémorragies utérines très abondantes, eut l'idée de lui injecter sous la peau de son propre sperme, recueilli suivant la méthode qu'exige la fécondation artificielle et dont je n'ai pas à parler ici. Le résultat fut extrêmement efficace et rapide. De plus, il fut contrôlé plusieurs fois par l'obligation de recourir plusieurs fois au même moyen pour le retour du même cas.

En outre, Brown-Sequard signale quelques faits d'expérimentation sur des chiens et des singes où le procédé du sperme injecté aurait produit des effets très efficaces.

Le savant physiologiste donne, d'ailleurs, une explication très rationnelle de l'action salutaire des sécrétions testiculaires en général, sur les cas auxquels elles ont été appliquées. Voici sa doctrine :

« Il importe, dit-il, que l'on se rappelle que le liquide testiculaire contient des éléments qui, pour une moitié, avant leur réunion avec certains éléments de l'oyaire, lors de la fécondation, représentent en germe tous les organes avec toutes leurs propriétés et puissances. Il y a, dans ce fait, une des explications du rôle que le suc testiculaire joue dans le cas où il est injecté pour rétablir les fonctions disparues ou altérées des divers organes. » (*Arch. de Physiologie*, janv. 1893, p. 161.)

Voici un racontar dont je suis loin d'épouser la responsabilité et que je tiens d'un élève en pharmacie qui, d'ailleurs, me paraissait sérieux. Le fait dont il s'agit prouverait que l'idée d'utiliser le sperme, même humain, ne serait pas inouïe, quoique ce mode de faire fût très défectueux à plusieurs points de vue sur lesquels je n'insisterai pas. Un pharmacien d'un des départements du Midi se serait mis à débiter du sperme qu'il tenait de militaires de la garnison. Le parquet, ayant connu ce plus qu'étrange débit, prit ses mesures pour le faire cesser.

L'auteur de la séquardothérapie a bien admis, en principe, la possibilité et même l'utilité du sperme comme agent de sa méthode. Seulement, dit-il, la présence des animalcules qui sont insolubles empêche son introduction sous la peau : ces animalcules pouvant y provoquer une inflammation et par suite des abcès; une réserve très rigoureuse étant faite, d'ailleurs, sur le moyen de se procurer l'agent.

ANNEXE II

Action presque spécifique de la Séquardothérapie orchitique sur les fonctions sexuelles.

Vers la fin de l'observation 1 (de Brown-Sequard), on remarquera la phrase suivante : « d'autres forces, qui n'étaient pas perdues mais qui étaient diminuées, se sont notablement améliorées. » Cette phrase, lancée au milieu d'idées totalement nouvelles, fut, si on veut bien me permettre une expression triviale, comme le clou de cette fameuse séance, et elle y fut accueillie, non pas par un scepticisme sage et prudent, mais par une explosion de joyeusetés de mauvais goût et de gauloiseries peu dignes d'hommes de science. La grande presse s'en empara et faussa l'opinion publique, au point qu'aujourd'hui encore, il y a difficulté à éclairer des gens, même instruits, sur la portée véritable et multiple de la séquardothérapie. Ils sont persuadés qu'elle n'est applicable qu'au seul réveil de la puissance sexuelle au moyen de l'extrait orchitique.

Mais il est d'autres extraits organiques qui peuvent être utilisés avec chance d'efficacité, comme je l'ai dit ailleurs.

Les deux sécrétions testiculaires constituent de véritables agents de tonification générale. Mais l'organe testiculaire participe lui aussi, pour son propre compte, à cette tonification. Par suite, en introduisant artificiellement son extrait dans l'organisme, on favorise la puissance fonctionnelle de la glande similaire de celle qui a produit l'agent tonificateur lui-même. Il s'ensuit qu'en tonifiant l'organisme général, pour suppléer à la défaillance des testicules eux-mêmes, on arrive à augmenter la quantité de leurs sécrétions. Qu'y a-t-il donc d'étonnant que la séquardothérapie orchitique réveille une vigueur locale, en même temps qu'une vigueur générale ?

Chose que je ne dois pas négliger de faire ressortir, c'est que le même extrait produit chez la femme les mêmes effets que chez l'homme, comme tonifiant de tous les organes en général et comme tonifiant local des organes génitaux en particulier. Il n'est pas rare, en effet, d'observer des excitations génésiques, chez la femme soumise à la séquardothérapie orchitique ; je l'ai constaté moi aussi. D'ailleurs, on pouvait le prévoir par les données de physiologie qui ont été développées.

Je ne veux pas terminer ce qui regarde l'utilisation presque spécifique du liquide orchitique, sans citer quelques faits de ma pratique qui constatent l'existence du préjugé dont j'ai parlé plus haut.

Lorsque je propose la séquardothérapie orchitique à certaines personnes, pour tout autre état morbide qu'un affaiblissement ou une disparition complète de la vigueur sexuelle, elles me répondent quelquefois : « Mais je n'en ai pas besoin pour le moment, car je suis encore, etc., etc. » D'autres personnes, venant franchement à moi pour la question sexuelle qu'elles ont le droit, ou le désir, de ramener à la situation normale, réclament, néanmoins, une discrétion qu'il est inutile, d'ailleurs, de me rappeler, à cause du devoir professionnel ; ce qui veut dire qu'elles cherchent à tenir secret le traitement. Enfin, il en est d'autres qui, n'ayant pas un droit avouable, pour diverses raisons d'origine morale, recherchent le bénéfice du traitement, tout en cachant le but qu'elles veulent atteindre, et déclarent, par exemple, qu'elles ont besoin de se tonifier. Je les soupçonne un peu d'être tartufes.

Sous tous ces divers rapports, je suis riche en incidents curieux.

Je citerai, à propos de la stimulation du sens génital par le liquide orchitique, quelques lignes d'un médecin aussi distingué que savant de Marseille [1]. Il avait traité plusieurs malades, chez lesquels le relèvement sexuel avait été constaté; relèvement qu'il a apprécié comme on le verra plus bas : « A mon avis, dit-il, ce qui est le plus important dans les effets de cette méthode, et ce qui intéresse surtout le médecin, c'est le réveil de l'énergie organique et le rajeunissement des facultés cérébrales qui permettent d'obtenir une somme de travail intellectuel depuis longtemps devenue impossible. Le réveil des fonctions génitales, qui n'est qu'un côté et un cas particulier de cette réhabilitation organique, a surtout préoccupé le public extra-scientifique. Mais, loin d'exciter l'attention et les recherches, ce résultat pourrait plutôt — s'il était le seul — être la cause de l'abstention du médecin digne de ce nom! »

Je n'ai pas à me prononcer sur cette dernière appréciation de moralité professionnelle, qui rappelle un peu l'incident soulevé, au sein de la Société de Biologie, et dont j'ai parlé ailleurs.

---

[1] Dr Villeneuve.

ANNEXE III

Morale et fonctions sexuelles.

INTRODUCTION.

Ainsi que je l'ai promis, ailleurs, je vais donner ici quelques considérations générales, qui me sont personnelles, pour faire ressortir le rapport qu'il y a entre la morale et les fonctions sexuelles, et cela, en faisant connaître la part qui revient au système nerveux central (axe cérébro-spinal) et au système nerveux périphérique (grand sympathique). L'un et l'autre, en envoyant leurs filets sur les glandes génératrices, y exercent une influence prédominante sur leurs fonctions, comme d'ailleurs sur toute espèce de glande.

Au préalable, je dirai que mes considérations s'appliquent au système sexuel de la femme, comme à celui de l'homme, tout en déclarant, néanmoins, que le second y sera visé plus que le premier.

L'action toujours générale et parfois tonifiante, en même temps qu'excitante, de la sécrétion interne de la glande mâle, s'observe d'ailleurs également de la part de la sécrétion interne de la glande femelle, tout en avouant, néanmoins, que cette dernière est sous une dépendance moins impérieuse du système nerveux que l'autre; et c'est, pour moi, une des nombreuses causes qui séparent la constitution de la femme de celle de l'homme, sous le rapport de ce qu'on appelle les passions, leur facilité et leur intensité d'explosion.

Sous le bénéfice de ces considérations préliminaires, j'attaque la thèse dont j'avais parlé ailleurs et je lui donne le titre annoncé : *Morale et fonctions sexuelles.*

DÉFINITION DE LA MORALE.

Que faut-il entendre par morale ? Je ne sais si la définition que je donne plus bas sera acceptée par les divers moralistes : sacrés ou profanes, théologiens ou philosophes, croyants ou sceptiques, spiritualistes ou matérialistes, praticiens ou théoriciens, anarchistes (repoussant toute espèce d'autorité) ou *archistes* (admettant une autorité). Cette définition, je la hasarde dans les termes suivants : La morale est l'ensemble des lois, des usages, des conventions ou de certains principes purement naturels, le tout réglant les obligations positives ou négatives des hommes, vis-à-vis les uns des autres et vis-à-vis d'eux-mêmes, avec une sanction future ou présente, suivant les convictions; que ces hommes vivent dans une société civilisée ou dans une société voisine de l'état primitif. Cette diversité de base à la morale explique, le mieux possible, la diversité de la qualification des actes humains, et de là cette fameuse phrase : « Vérité en deçà des Pyrénées, et erreur au delà. »

Dans l'état d'une civilisation moyenne, et même presque nulle, la nature de la morale semble partir tout particulièrement des fonctions sexuelles, parce qu'un très grand nombre d'actes, blâmables en soi, ou funestes en conséquences, dérivent de ces fonctions, suivant le mode dont elles ont été satisfaites.

Voici la démonstration que je vais donner de mon affirmation, en apparence paradoxale. Ouvrez les

annales judiciaires; scrutez le personnel des prisons
de toute espèce; lisez les chroniques émouvantes des
journaux; parcourez les romans les plus dramatiques;
que dans toutes ces sources à renseignements si divers,
il soit question d'attentats à la propriété ou d'attentats
à la personne, vous y trouverez, comme cause la plus
active et la plus commune, une impulsion d'origine
sexuelle. De là encore cette fameuse phrase répétée à
satiété, pour expliquer les faits les plus blâmables,
comme les plus excusables : *Cherchez la femme*. N'y
trouverez-vous pas le plus souvent le point de départ du
fait punissable par le Code pénal ou condamnable par
la simple opinion publique? De là encore, l'éloge qu'on
paraît vouloir faire de l'homme ou de la femme, quand
on dit: c'est un homme moral; c'est une femme morale.
J'ai donc prouvé que, le plus souvent, la morale, comme
dénomination, au moins, sinon en soi, paraît se
concentrer vulgairement dans la simple question des
fonctions sexuelles, accomplies suivant telle ou telle
forme admise ou non.

Les excitations génésiques ou sexuelles ont donc un
grand rapport avec la morale ainsi comprise. Je vais
discourir maintenant sur ces excitations, comme point
de départ; puis je chercherai l'influence du système
nerveux sur elles; ce qui légitimera mon titre : *Morale
et fonctions sexuelles influencées par les nerfs*.

DES EXCITATIONS GÉNÉSIQUES OU SEXUELLES.

J'entends par excitations génésiques ou sexuelles les
excitations produites sur les organes génésiques ou
sexuels par les phénomènes d'ordre le plus souvent
physiologique et, par exception, d'ordre pathologique.
Les causes de ces excitations sont très nombreuses et

très variées dans l'espèce humaine. Je le démontrerai plus loin. Il n'en est pas de même pour les excitations génésiques, dans l'espèce animale. Mais il en est une qui est commune aux deux; on la désigne ordinairement par le mot : instinct de la procréation, instinct sur lequel je vais m'étendre un peu.

INSTINCT DE LA PROCRÉATION.

Commun, ainsi que je viens de le dire, à l'être humain et à l'être animal, un fossé profond sépare, néanmoins, l'instinct chez l'un et l'autre. La bête privée de libre arbitre lui obéit fatalement, tandis que la volonté humaine ne perd pas son empire sur lui, à moins d'une action morbide très prononcée. A l'état sain, chez l'homme, une vigueur dite morale peut intervenir, pour dominer l'instinct génésique, et cette vigueur toute spéciale, dans ce cas, prend même la dénomination très juste de vertu, qui veut dire force, étymologiquement parlant. C'est elle seule qui rend possibles le véritable célibat et la vraie continence, c'est-à-dire, l'usage légitime mais restreint des rapports sexuels.

Que faut-il entendre par instinct génital ou sexuel ? Est-ce une impulsion existant par elle-même ? Pour moi, ce mot est d'un vague dont la science ne peut se contenter. Je vais tâcher de l'expliquer physiologiquement, en m'appuyant sur la théorie de Brown-Sequard.

C'est uniquement la sécrétion interne des glandes génitales qui, en agissant sur l'appareil génital ou sexuel, et simultanément sur les autres organes, par sympathie, produit les effets physiologiques désignés, dans le langage vulgaire, par le mot instinct de la procréation. Plus la sécrétion interne est fréquente ou considérable, plus l'excitation génésique est également fréquente et considérable. Une sécrétion interne étant commune à la glande femelle et à la glande mâle, on comprend scientifiquement l'existence de l'instinct génital dans les deux sexes. Le rapprochement sexuel, suite plus ou moins fatale de l'instinct manifeste ou latent, est le résultat d'une attraction charnelle qui est la garantie de la perpétuité de l'espèce. Satisfaction charnelle, mobile de tant d'actes dans la vie humaine, au point de paraître les tenir presque tous, ou en bien grande majorité, du moins, sous son empire tyrannique, et qui est en lutte permanente, dès la puberté, jusque parfois dans la vieillesse, avec la morale ind··i-duelle et la morale sociale.

INFLUENCE DU SYSTÈME NERVEUX COMME CAUSE DU PHÉNOMÈNE PHYSIOLOGIQUE DE L'INSTINCT.

Ce sont les filets du grand sympathique qui sont chargés, avec le concours du sang artériel, de produire les sécrétions des glandes génitales, comme d'ailleurs de toutes les autres glandes. Donc, plus ces filets nerveux agiront, en fréquence et en activité, plus la sécrétion interne du testicule ou de l'ovaire l'emportera en fréquence et en activité, plus par conséquent encore, l'instinct génital sera prononcé. N'est-ce pas là une explication plausible de la différence qu'il y a entre les individus pour leur degré de ce qu'on est convenu de nommer les passions? Voilà comment j'entends l'intervention de la science dans les péripéties, l'éclosion et l'interprétation de plusieurs phénomènes englobés sous le terme vague de phénomènes moraux.

En outre, le système nerveux central a sa part, et une part considérable, dans le début ou le dénouement du drame dit drame sexuel ; car c'est le cerveau parfois, et plus souvent la moelle épinière, qui, par leurs rameaux régissant les muscles spéciaux, déterminent et parfois commandent despotiquement, pour ainsi dire, le rapprochement sexuel.

C'est ainsi que je comprends le rôle important joué par le système nerveux sur les fonctions sexuelles, et par suite sur les passions, terme vulgaire et bien vague, comme je l'ai dit ailleurs.

AUTRES CAUSES DES EXCITATIONS GÉNÉSIQUES.

L'instinct, tel que je l'ai défini plus haut, n'est pas la seule cause des excitations génésiques. Il y en a d'autres, et très nombreuses, qui viennent du dehors, au moyen de tous les organes des sens : vision, audition, olfaction, gustation, palpations. Les impressions produites sur ces sens vont se transformer en sensations dans le cerveau, et ces sensations, plus ou moins vives suivant la nature de l'objet externe senti, convergent d'une façon centrifuge, vers la glande génératrice, testicule ou ovaire, pour y produire, avec une rapidité comparable à celle de l'électricité, leurs sécrétions internes.

Il est une source de causes d'excitation sexuelle, aussi puissante que fréquente et abondante, que je ne puis négliger de mentionner, source que je nommerai cérébrale, en face des autres que je nomme sensorielles. En effet, la puissance des souvenirs et de l'imagination, si opportunément nommée ici la *folle du logis*, est tellement féconde en excitations génésiques, qu'elle seule peut suffire pour mettre et maintenir le porteur d'un sexe, dans une excitation permanente et quelquefois voisine du délire. L'érotomanie, la nymphomanie, etc., n'ont souvent pas d'autre cause.

Voici un fait rapporté par Brown-Sequard, qui prouve, non pas seulement la puissance cérébrale sur la production de la sécrétion des glandes génitales, elle n'a plus besoin d'être prouvée, mais encore la puissance de cette sécrétion sur les centres nerveux, où est leur point de départ. « Les particularités suivantes ont été observées, dit-il, un très grand nombre de fois, pendant plusieurs années, chez deux individus âgés de quarante-cinq à cinquante ans. Sur mon conseil, chaque fois qu'ils avaient à exécuter un grand travail physique ou intellectuel, ils *se mettaient dans un état de vive excitation sexuelle*, en évitant cependant toute éjaculation spermatique. Les glandes testiculaires acquéraient alors temporairement une grande activité fonctionnelle qui était bientôt suivie de l'augmentation désirée de la puissance des centres nerveux. » N'est-ce pas là une confirmation des idées agitées plus haut par moi ?

Voilà comment j'entends l'action des agents extérieurs et du cerveau sur les glandes sexuelles. C'est par ce mécanisme vital que s'éveillent les idées, les besoins plus ou moins factices et les désirs plus ou moins ardents de rapports sexuels, en dehors de l'instinct proprement dit.

Ces développements de physiologie, pour ainsi dire morale, donnent l'explication du degré de moralité spécial aux individus de l'un et de l'autre sexe, isolés ou voisins d'un sexe complémentaire. Les moralistes, qui raisonnent sur les conséquences de la civilisation et des progrès en bien-être, peuvent trouver, dans les considérations précédentes, des éléments d'accusation ou de glorification, suivant les points de vue où ils se placent.

Les réflexions précédentes peuvent être complétées par les faits sociaux suivants.

INFLUENCE DES THÉATRES ET DES ARTS.

Après avoir fait comprendre qu'on peut trouver de fréquentes causes d'excitation génésique ou sexuelle, dans beaucoup d'œuvres spécialement littéraires, n'importe sous quelle forme, je ne veux pas omettre de dire qu'on peut également en trouver fréquemment aussi dans les œuvres spécialement théâtrales et artistiques. Elles ont toujours, du moins la plupart, pour but ou pour prétention, d'apporter, sur la scène fictive, des faits passés ou censés passés sur la scène réelle de la vie. Les auteurs y poussent souvent la licence du réalisme jusque sur les confins de la pornographie. Quelques-uns, il est vrai, cherchent à y dissimuler une licence coupable, en ornant leur style de fleurs qui la masquent, aussi attrayantes pour l'esprit que funestes pour les âmes et les cœurs. N'est-ce pas pourtant superflu, au point de vue de la satisfaction des besoins purement instinctifs, d'en provoquer de purement artificiels? L'excitation des appétits sexuels, venant directement de l'organisme seul, suffisait amplement à la propagation de l'espèce. Tout ce qui vient de l'extérieur, pour augmenter démesurément et surtout exclusivement l'intensité et la fréquence de ces excitations, rentre donc dans l'immoralité.

Aux causes d'excitation que j'ai énumérées, doivent être ajoutées encore celles venant des arts moralement malsains, c'est-à-dire, des gravures, tableaux, images, autant d'éléments d'exhibitions que les bonnes mœurs doivent condamner, et qu'une bonne administration doit surveiller et prohiber. Ces provocations, provenant uniquement des sens, sont aussi pernicieuses que celles provenant des autres sources extérieures. Elles offensent la pudeur publique et sont démoralisantes, surtout, à l'âge où le cœur et l'âme sont malléables comme la cire, pour recevoir la première empreinte du mal comme du bien, surtout à la veille du jour où les passions purement instinctives vont se révéler et provoquer une lutte anxieuse entre la vertu et le vice.

CONCLUSION.

Ces réflexions ne me paraissent pas déplacées, lorsqu'il s'agit de faire connaître l'action des nerfs sur les fonctions sexuelles ; car c'est par l'intermédiaire de ces derniers, comme je l'ai dit, que les agents extérieurs agissent sur notre organisme. La science n'est donc pas à dédaigner dans l'étude de la morale.

Comme dans la philosophie, l'analyse appelle la synthèse. La mienne sera la suivante. J'ai cherché les rapports de la morale avec les fonctions sexuelles ; pour les trouver, je suis descendu dans le puits où est placée, dit-on, la Vérité ; je l'y ai étudiée et je suis remonté, les mains pleines de notions scientifico-philosophiques sur des questions qui, de prime abord, paraissent étrangères à mon sujet. Ma voix, comme celle de tant d'autres autrement autorisés, sera certainement aussi peu entendue que celle du personnage évangélique prêchant dans le désert. De plus, Babylone et Ninive, disparues géographiquement, depuis tant de siècles, ont laissé une fécondité posthume qui perpétue leur résurrection, sous le rapport des abominations qu'ont chantées les splendides gémissements de Jérémie, abominations que reproduisent en équivalence nos immenses cités modernes, dont le nom est sur toutes les lèvres.

ANNEXE IV

Considérations générales sur la sénilité au point de vue de la séquardothérapie orchitique.

INTRODUCTION.

Parmi les nombreuses applications de la séquardothérapie orchitique, j'ai choisi, pour cette publication, l'application à la sénilité telle que je la définirai plus loin.

Mais avant d'aborder les observations qui servent de base à mon travail, je vais donner quelques considérations générales sur la sénilité.

DÉFINITION DE LA SÉNILITÉ.

La sénilité a plusieurs synonymes : vieillesse, caducité, décrépitude, marasme, usure des organes, épuisement sénile. Dans toutes ces expressions, l'élément essentiel est que le nombre des années ne soit pas inférieur à quarante-cinq ans. Cet âge était d'ailleurs admis par les usages romains pour fixer le début de la vieillesse. Le roi Tullius avait divisé la population romaine en six classes et chaque classe en plusieurs centuries. Dans chaque classe, les premières centuries étaient composées de citoyens âgés de plus de quarante-cinq ans.

Il y a une sénilité normale ou physiologique, celle qui débute à soixante ans, et une sénilité anormale ou prématurée, limitée entre quarante-cinq et soixante ans.

Je ne m'attarderai pas à parler des limites extrêmes possibles de la vieillesse ou de la longévité. L'histoire ou la légende est remplie de faits plus ou moins extraordinaires ou limites extrêmes. Néanmoins, quelque court que je désire être dans ces considérations générales, je ne puis omettre ici l'opinion d'un homme considérable, à la fois lettré et savant. Flourens, dans sa publication *la Longévité humaine*, donne l'âge de cent ans comme devant être la moyenne de la vie. Ces cent ans représenteraient quatre fois la période de la vie que l'homme doit parcourir pour atteindre la perfection de ses organes, c'est-à-dire le dernier point d'ossification de son squelette. Le dernier dépôt de substance calcaire dans le squelette humain peut se retarder jusqu'à vingt-cinq ans. Si l'homme n'arrive pas à cette moyenne, dit-il, c'est qu'il y a des obstacles venant de l'homme lui-même, c'est-à-dire de la manière dont il vit ou de la société dans laquelle il vit.

La définition scientifique de la sénilité est l'ensemble des troubles purement ou presque purement fonctionnels des organes principaux, ne pouvant compromettre la vie que par leur intensité. En disant troubles fonctionnels, je ne veux pas exclure une véritable lésion, celle des vaisseaux capillaires, dite artério-sclérose.

Cette lésion peut amener la mortification des tissus, en empêchant les éléments nutritifs d'arriver jusqu'à eux. C'est par cette lésion que s'expliquent certaines gangrènes chez les vieillards dont je citerai deux cas. J'y ajouterai certains ramollissements séniles soit du cerveau soit de la moelle plus ou moins liâtifs chez les gens âgés.

L'artério-sclérose n'est pas toujours due à l'usure des capillaires par les années. On doit lui reconnaître aussi les causes suivantes : l'alcoolisme, le nicotisme ou tabagisme, le saturnisme (intoxication par le plomb), l'arthritisme, l'ergotisme (ou intoxication par le seigle ergoté), etc.

Brown-Sequard a longuement insisté sur quatre

signes de sénilité : faiblesse cérébro-spinale retentissant spécialement sur les fonctions intellectuelles; faiblesse des fonctions rectales; faiblesse des fonctions
vésicales, et faiblesse des fonctions sexuelles.

Pour préciser davantage la question pratique à
laquelle je destine ma publication d'une façon spéciale,
je rappellerai que Brown-Sequard a surtout insisté sur
la puissance que peut avoir la médication orchitique,
dans la marche de la sénilité. Elle retarderait le progrès
vers la décrépitude, que les principaux organes soient
encore sains ou qu'ils soient déjà altérés en totalité ou
en partie seulement. Dans l'une ou l'autre hypothèse,
l'extrait orchitique, qu'on fait arriver artificiellement
dans les cellules, y renforce la vitalité. Si des cellules
sont restées intactes, elles acquièrent un supplément
de vigueur qui compense la perte des autres. En'sorte
que l'organe, quoique restant toujours lésé dans une
partie, paraît néanmoins fonctionner comme s'il était
intégralement sain.

De ces principes, il ressort que la vieillesse peut être
arrêtée dans sa marche fatale, pendant une période
plus ou moins longue. Le résultat obtenu se résume par
le mot : prolongation de la vie. Un des premiers et des
plus ardents disciples du maître, le Dʳ Goize (de Paris), a
même publié un ouvrage fortement documenté portant
ce titre : *la Vie prolongée par la méthode Brown-Sequard.*

L'efficacité de la séquardothérapie orchitique peut-
elle trouver une explication dans l'autosuggestion? La
dissertation qui va suivre fera justice de cette hypothèse à laquelle ont recours les sceptiques, pour refuser
à la méthode le bénéfice des guérisons ou des améliorations qu'elle procure.

Nota. — Les cas de sénilité normale sont relativement rares, c'est-à-
dire que le plus souvent, elle s'accompagne de maladie réelle, soit comme
cause, soit comme effet. Dans ce cas, il y a sénilité compliquée. On en
trouvera des exemples dans les faits qui composent la deuxième partie.

De l'autosuggestion en séquardothérapie.

La littérature séquardothérapienne, quoique récemment créée, est, néanmoins, riche en faits lui faisant honneur ! Ces faits consistent dans des guérisons avérées ou dans des améliorations qui en sont voisines. La plupart ont été constatés avec une authenticité irréfutable, car ils ont passé par le contrôle de la discussion, au sein de Sociétés savantes, ou ont été accueillis dans les colonnes de journaux scientifiques des plus sérieux. Malgré ces garanties, il s'est trouvé des hommes même de valeur qui ont voulu enlever à la nouvelle méthode le bénéfice et l'honneur de son efficacité en thérapie.

L'autosuggestion, ont-ils affirmé d'un air triomphant, explique très bien tout. — Je tiens moi-même cette réponse d'un homme d'autorité et même préposé à l'enseignement avec un titre suprême. Ainsi, un ataxique est-il guéri, comme cela a été prouvé plusieurs fois, au sein de la Société de Biologie de Paris et ailleurs : c'est de l'autosuggestion, disent des sceptiques plus exigeants que saint Thomas. Un neurasthénique est-il transformé, comme j'en ai vu moi aussi parmi mes malades : ce serait encore de l'autosuggestion. Des vieillards ont-ils récupéré une espèce de jeunesse, comme je l'ai vu moi-même aussi ; ont-ils vu une paralysie disparaître à la suite du traitement orchitique. Ce serait encore de l'autosuggestion.

Mais la ressource de cette explication fait défaut, quand il s'agit d'expliquer la guérison du myxœdème, du goitre et de l'obésité par la médication thyroïdienne.

Car, quelle peut être ici l'influence du moral sur le physique? Voici d'ailleurs les moyens de réduire à néant le scepticisme scientifique dans la plupart des heureux effets de la séquardothérapie.

Un malade est en traitement; son amélioration est visible pour l'intéressé comme pour ceux qui s'intéressent à lui. Tout d'un coup, on remplace le liquide organique par un liquide non organique; qu'arrivet-il? L'amélioration s'arrête; le malade s'en plaint et il accuse le liquide d'avoir perdu son efficacité. Alors, sans le prévenir encore, on revient au liquide organique et le mieux reprend son cours, au dire même du malade. Dans cette tactique, où est l'influence du moral sur le physique? Voyons encore plus. Un traitement séquardothérapien surtout orchitique est appliqué à un aliéné à son insu, et même quelquefois malgré sa résistance. Une amélioration survient. Où est encore la fameuse influence? Mais l'argumentation suivante est encore plus rigoureuse. Un chien, un singe, tous les deux paraplégiques, ont été guéris par la même thérapie. Je n'ose pas ici poser la même question de parti pris. On verra, d'ailleurs, dans sa communication magistrale, l'auteur de la méthode poser la question de l'autosuggestion.

Je crois avoir épuisé l'argumentation par les développements où je suis entré. Il me paraîtrait puéril d'insister davantage. La science donc a fait une conquête dans la séquardothérapie. Ceux qui ont un intérêt direct à ne pas le reconnaître seront forcés avant peu d'admettre un évangile basé sur de pareils miracles.

Je vais terminer la partie dogmatique par une dissertation qui doit la compléter.

Technique générale de la séquardothérapie.

INTRODUCTION.

Après avoir expérimenté la méthode sur des animaux de laboratoire et s'être assuré de sa complète innocuité sur eux, grâce à son procédé expérimental, Brown-Sequard porta son expérimentation sur lui-même. Ici il perfectionna son procédé opératoire avec le concours du D^r d'Arsonval, aujourd'hui son successeur au Collège de France. C'est ainsi qu'il créa une technique spéciale pour l'application de sa méthode. Elle se compose d'une série d'éléments que je vais étudier séparément l'un après l'autre.

Néanmoins, j'avertis que je resterai dans le cercle de la séquardothérapie orchitique qui est la seule préoccupation de mon œuvre; par conséquent, je laisserai de côté la technique spéciale aux autres médications. Pourtant la technique dont je vais m'occuper a un domaine déjà assez vaste et les autres parties de la séquardothérapie pourront y trouver leur application. Dans ce domaine circonscrit, j'ai pris encore pour unique partage la médication orchitique antisénile. Voilà donc une délimitation très précise de la dissertation que je vais aborder.

Les éléments de la technique que je vais développer sont nombreux et chacun aura son paragraphe.

§ 1. — *Choix de l'animal.* — *Mode de préparation.*

L'animal mâle qui doit fournir le testicule peut se prendre dans le groupe suivant : cobaye, taureau, chien, singe, bouc.

L'animal préféré par les séquardothérapistes serait le cobaye. Mais les difficultés matérielles le font rejeter, difficultés dans lesquelles je n'entre pas ici. Dans les pays où le singe est très abondant, bien des raisons pourraient engager à le choisir. Le chien a été honoré de la préférence de Brown-Sequard dans ses expérimentations de laboratoire et même dans son utilisation en thérapie humaine. Malgré les objections présentées par quelques préparateurs, le taureau est devenu le plus grand fournisseur de la séquardothérapie orchitique. Brown-Sequard et son laborieux collaborateur en ont fait une consommation considérable, à un moment donné, puisque dans l'espace de quelques mois ils ont fourni gratuitement au corps médical, dans des flacons de 30 grammes qu'ils préparaient eux-mêmes, au Collège de France, de quoi faire 200,000 injections, en s'approvisionnant de testicules de taureaux dans les divers abattoirs de Paris, préparations et expéditions qui ont coûté 8,000 francs au généreux et savant innovateur.

L'animal dont on veut extraire le testicule doit être sain, arrivé à son complet développement, de plus être vivant ou récemment tué. L'organe glandulaire doit être débarrassé de ses enveloppes, puis macéré, à partie égale, dans de la glycérine blanche neutre à 30°. Je n'en dis pas davantage sur le mode de préparation qui regarde spécialement un travail de laboratoire dont il va être question plus bas.

§ 2. — *Aseptisation des substances séquardiennes.*

Ici se présente un second élément de la technique, d'une importance capitale : c'est le mode d'aseptisation. L'emploi imprudent de certains extraits organiques en injections sous-cutanées a fait promulguer une loi, dite loi Lannelongue, du nom du médecin-député qui l'a provoquée. Défense est faite à quiconque, même pharmacien, de fabriquer des extraits organiques pour la méthode Brown-Sequard, s'il n'a pas été autorisé par le ministre de l'intérieur, et celui-ci ne délivre l'autorisation qu'après enquête sur la compétence du préparateur et sur son outillage. On voit donc que la science exige une aseptisation complète, comme je l'ai dit plus haut, et cela pour éviter l'entrée dans l'organisme de substances toxiques que les tissus même les plus sains contiennent, quand ils pénètrent dans le sang directement, par la voie sous-cutanée ou par la voie intra-veineuse. Disons, néanmoins, que l'extrait testiculaire est de tous les extraits celui qui est le moins pourvu de principes toxiques, et qu'ainsi l'aseptisation n'aurait pas besoin d'être aussi rigoureuse pour lui que pour les autres extraits. Les seuls inconvénients qui pourraient en résulter seraient insignifiants. Dans l'annexe V je reviendrai sur la question d'aseptisation des extraits organiques.

§ 3. — *Mode d'introduction.*

Trois modes principaux d'introduction dans l'organisme existent : par voie sous-cutanée (injection), par voie stomacale et par voie rectale. Je n'entrerai pas dans le développement du mécanisme de ces divers modes d'introduction. Ce serait dépasser ma tâche [1].

§ 4. — *Outillage des injections.*

La seringue préférée de nos jours et du dernier perfectionnement est celle de Debove que je n'ai pas à faire connaître ici, et qui a surtout pour avantage de

---

(1) Je n'ignore pas qu'il y a encore le mode par la greffe, plutôt théorique que pratique.

pouvoir se démonter complètement, afin d'être stérilisée par l'eau bouillante.

Néanmoins, la seringue si populaire de Pravaz, qui est entre les mains de tous les médecins et même de beaucoup de personnes qui ne le sont pas, pour les fameuses injections de morphine, pourrait être employée ici.

§ 5. — *Choix de la région.*

La région de la peau où peut se faire l'injection orchitique doit être fixée par la technique.

D'abord il faut éliminer les membres inférieurs et les membres supérieurs où les piqûres sous-cutanées risquent de provoquer plus facilement des accidents locaux dont je parlerai plus loin. Néanmoins, la partie supérieure et antérieure de la cuisse peut être adoptée; je l'ai fréquemment utilisée sur moi-même, dans mes expériences personnelles des premiers temps. Voici les régions que les praticiens ont choisies, suivant les circonstances qui forcent à varier : partie inférieure de l'abdomen; partie latérale du thorax; région sous-scapulaire. Un principe doit guider néanmoins : la région doit être riche en tissu cellulaire ou graisseux, et de plus elle doit être abritée contre toute pression par quelque partie de vêtement, à cause de l'inflammation que cette pression peut produire sur la partie de la peau traversée par l'aiguille.

Je tiens à désigner, en plus, la région fessière beaucoup plus riche en tissu musculaire qu'en tout autre. Dans cette région, l'aiguille doit être enfoncée perpendiculairement, dans toute sa longueur qui est habituellement de deux centimètres et demi. Je puis affirmer que, contre toute attente, la douleur est nulle, et que de plus la possibilité des accidents locaux dont j'aurai à parler plus loin est rare.

§ 6. — *Accidents cutanés.*

Bien des personnes sont arrêtées dans leur disposition à accepter le traitement séquardothérapien par la crainte d'accidents locaux que des préjugés mettent en avant, accidents précisés par de la douleur simple ou compliquée tantôt d'inflammation, tantôt de certaines nodosités, ou d'abcès consécutifs. Il serait trop long de réfuter l'objection venant de cette source. La bonne foi oblige à reconnaître l'éventualité de ces accidents locaux; mais ils n'ont aucunes suites fâcheuses. Tout en déclarant qu'ils sont rares, je n'insisterai pas. Mon expérience m'autorise à déclarer qu'aujourd'hui, je triomphe de ces inconvénients locaux.

§ 7. — *Accidents généraux.*

Outre les accidents locaux que je viens d'énumérer, peut-il y avoir des accidents généraux? Oui, à la rigueur. Mais ils n'ont aucune gravité. Premièrement parce que l'extrait orchitique, même non stérilisé, ne provoque aucune intoxication par sa pénétration dans l'organisme, en injections sous-cutanées ou en injections intra-veineuses même; à plus forte raison, quand il a été stérilisé et filtré par la méthode du Collège de France. Mais quand la dose a été relativement élevée, il peut y avoir réaction, c'est-à-dire fièvre, douleurs de tête, excitation générale; en d'autres termes *orchitisme*, suivant mon expression. Voilà tout ce qui peut survenir et qui disparaît de soi-même, après vingt-quatre ou quarante-huit heures. Ainsi doit s'évanouir l'image terrifiante que l'ignorance ou la pusillanimité oppose à la méthode. Je puis me donner comme une démonstration de mon affirmation.

§ 8. — *Aseptisation de la peau, etc.*

L'aséptisation consiste à détruire tout ferment qui risquerait de pénétrer sous la peau, en même temps que le liquide. Ce ferment peut se trouver sur la peau elle-même, sur les instruments servant à la piqûre, et enfin sur les mains de l'opérateur lui-même. C'est en détruisant ce ferment, qu'on évite les accidents locaux dont j'ai parlé plus haut et certains accidents généraux qui pourraient à la rigueur survenir même avec un liquide parfaitement aseptisé, d'après les règles tracées par les professeurs du Collège de France et avec les appareils qu'ils ont fait faire ou qu'ils ont acceptés.

Je ne veux pas être trop économe de détails sur l'aseptisation des manœuvres séquardothérapiennes.

Voici ces manœuvres : Il faut laver la peau avec un tampon de ouate hydrophile, trempé dans l'eau phéniquée à 2 %; puis l'essuyer avec un autre morceau de ouate sèche. Par cette manœuvre est enlevé tout élément suspect sur la peau quelque propre qu'on la suppose. De plus, on lave sa main avec de l'eau savonneuse chaude; on fait un second lavage avec la solution phéniquée et on l'essuie avec un linge en toile qui a été lavé au lessif.

L'outillage, c'est-à-dire seringue et aiguille, doit être également soumis à la même aseptisation par la même solution, c'est-à-dire en faisant passer plusieurs fois de suite la solution phéniquée dans l'instrument tout entier.

§ 9. — *Dose, fréquence et nombre des injections. Durée du traitement.*

Ce paragraphe de la technique est d'une importance capitale. La séquardothérapie n'est pas encore assez bien constituée, pour qu'elle fournisse des règles capables de guider les praticiens. On peut presque dire qu'à chaque cas est attachée une technique spéciale.

La dose du liquide injecté peut varier suivant le degré de concentration de l'extrait orchitique qui a été émulsionné comme je l'ai dit ailleurs. Il n'y a donc pas possibilité de parler de dosage. C'est au praticien à résoudre le problème suivant le cas. Quant à la fréquence, il est bon de faire des injections tous les jours, n'importe pour quel cas, sauf à suspendre, de temps en temps, pour en saisir les effets. Mais quand bien même l'amélioration ne se montrerait pas dans une période de dix à quinze jours, il n'y a pas lieu de s'arrêter et de désespérer. On n'a vu le commencement du mieux quelquefois qu'au bout d'un mois, pour l'ataxie locomotrice. Quant à la sénilité, j'ai toujours vu le mieux arriver, au moins, entre dix et quinze injections, faites tous les jours, et pour la disparition des symptômes séniles que j'attaquais, il était bien rare de les voir résister à vingt ou vingt-cinq injections.

La durée du traitement est soumise à des oscillations rebelles à toute approximation.

Brown-Sequard insiste avec raison, quand il s'agit de sénilité, sur la nécessité fatale de revenir au traitement, de temps en temps, et cela jusqu'à la fin de ses jours. Est-ce un obstacle à l'application du seul agent que nous ayons encore à opposer à la vieillesse? Il serait déraisonnable de le soutenir. Cette servitude dans un cas pareil doit être mise au même rang que la servitude de l'alimentation journalière, et l'humanité doit une reconnaissance éternelle au savant qui lui a donné une arme si précieuse pour lutter contre la déchéance organique jusqu'à la dernière extrémité.

§ 10. — *Voie rectale.*

La voie rectale peut être utilisée. Je renvoie le lecteur à deux opuscules que j'ai consacrés à ce mode de faire [1].

§ 11. — *Voie stomacale* [2].

Je regrette de ne pouvoir insister sur la découverte intéressante que la séquardothérapie a faite dans la possibilité d'utiliser la voie stomacale.

CONCLUSIONS.

Pour obtenir de la séquardothérapie toute l'efficacité qu'elle peut donner, comme on le verra dans la seconde partie de ma publication, il faut avoir acquis une expérience sérieuse qu'il serait déraisonnable de réclamer d'un novice. La plupart des insuccès que l'on accumule avec une certaine satisfaction, pour empêcher la divulgation de la méthode, proviennent dés

---

(1) *Méthode Brown-Sequard ou Séquardothérapie ; — Manuel d'Auto-séquardothérapie orchitique au moyen de la voie rectale.* — Chez l'auteur.

(2) Brown-Sequard n'a jamais accepté la voie stomacale pour l'introduction dans l'organisme des préparations proposées par lui. Mais il est prouvé, aujourd'hui, que cette proscription n'est pas justifiée ; je tiens à le constater ici pour ne pas paraître ignorer cette partie de la technique séquardothérapienne.

vices d'application, du manque de persévérance et des exigences de la part des personnes à qui on applique la méthode.

Comme autre obstacle à la diffusion de la nouvelle thérapie, je ne dois pas oublier de signaler la question de la dépense, dont le chiffre parfois disproportionné avec les ressources des gens est souvent non accepté, à cause de l'impossibilité d'assurer l'efficacité absolue. Cette difficulté est constituée par le prix élevé des substances séquardothérapiennes et par le montant des honoraires qu'exigent certains praticiens.

PARTIE CLINIQUE

INTRODUCTION.

La seconde partie de ma publication est consacrée uniquement à l'insertion de dix-huit observations sur des cas de sénilité, traités avec succès par la séquardothérapie orchitique, puis à celle d'une petite statistique de cas pareils, mais non accompagnés de détails, que j'ai pu recueillir dans la littérature séquardothérapienne, grâce à quelques documents qui sont à ma disposition. J'y ai ajouté cinq autres annexes.

Les observations composent deux groupes : l'un comprend quatre cas puisés dans les documents dont j'ai parlé; les autres cas appartiennent à ma pratique personnelle.

La place d'honneur, c'est-à-dire, la première en citation, revient, comme de juste, à l'observation que Brown-Sequard a rédigée personnellement, grâce à l'expérimentation faite sur lui-même. Elle a été communiquée officiellement à la science, dans la séance du 1er juin 1889 de la Société de Biologie de Paris.

Cette séance fut le début d'une véritable révolution médicale. Elle coïncide, à quelques jours près, avec le centenaire de la Révolution politico-sociale de la France. Double révolution qui a creusé un fossé profond entre le passé et le présent; l'une au point de vue politico-social, l'autre au point de vue médical.

La seconde observation peut être regardée comme une autre auto-observation, à l'instar de celle de Brown-Sequard. Mais je juge à propos de ne pas en signaler l'auteur.

La troisième ressemble aux deux premières, et le savant qui a consenti à la laisser publier avec son nom lui donne une autorité capable de faire cesser toute critique sur sa haute valeur, comme nous le verrons. Quant à la quatrième, on verra pourquoi elle a été reproduite.

OBSERVATION I

Affaiblissement sénile presque général, avec surmenage, physique et intellectuel dont l'origine remonte à plusieurs années.

« J'ai soixante-douze ans, dit Brown-Sequard, depuis le 8 avril dernier. Ma vigueur, qui a été considérable, a diminué notablement et graduellement durant les dix ou douze dernières années.

» Avant les expériences dont je m'occupe, il me fallait m'asseoir après une demi-heure de travail debout, au laboratoire. Après trois ou quatre heures et même quelquefois après deux heures seulement de travail expérimental, bien que je m'y tenais assis, j'en sortais épuisé. En rentrant chez moi, en voiture, vers six heures du soir, après quelques heures ainsi passées au laboratoire, j'étais depuis nombre d'années tellement fatigué qu'il me fallait me mettre au lit, presque aussitôt après un repas pris hâtivement. Quelquefois l'épuisement était tel que malgré le besoin de sommeil et une somnolence qui m'empêchait même de lire les journaux, je ne pouvais m'endormir qu'après plusieurs heures.

» Aujourd'hui, depuis le second jour et surtout le troisième, après la première injection, tout cela a changé et j'ai regagné, au moins, toutes les forces que je possédais, il y a nombre d'années. Le travail expérimental, au laboratoire, me fatigue fort peu maintenant; j'ai pu, au grand étonnement de mes assistants, y rester debout pendant des heures entières, sans ressentir le besoin de m'asseoir.

» Il y a quelques jours, après trois heures un quart de travail expérimental debout, j'ai pu, contrairement à mes habitudes depuis plus de vingt ans, travailler à la rédaction de mémoires, pendant plus d'une heure et demie après le dîner. Tous mes amis savent quel changement immense cela implique chez moi. Mes amis savent que, depuis un très grand nombre d'années, le travail après le dîner m'était impossible et que j'avais l'habitude de me coucher vers sept heures et demie ou huit heures du soir et de me mettre au travail le matin entre trois et quatre heures.

» Je peux aussi maintenant, sans difficulté et même sans y penser, monter et descendre les escaliers presque en courant; ce que j'avais toujours fait jusqu'à l'âge de soixante ans. Au dynamomètre je constate une augmentation incontestable de la force des muscles. A l'avant-bras, en particulier, je trouve que la moyenne des essais postérieurs aux deux premières injections est supérieure de six à sept kilogrammes à la moyenne antérieure aux injections.

» J'ai pris comparativement, avant et après la première injection, la mesure du jet de l'urine quant à la longueur du chemin qu'il parcourait pour atteindre la cuvette d'un water-closet, et j'ai trouvé que la moyenne parcourue de cette longueur, pendant les dix jours qui ont précédé l'injection, était inférieure d'au moins un quart à ce qu'elle est devenue depuis les deux premières injections. Les expériences comparatives ont été faites après un repas qui a toujours consisté en aliments et en boissons de même quantité et de même espèce.

» On sait combien les vieillards souffrent de la faiblesse des contractions du rectum. L'expulsion des matières fécales était devenue chez moi, depuis une dizaine d'années, extrêmement laborieuse. Et elle était même presque impossible, sans l'emploi de purgatifs ou de moyens artificiels; je faisais usage régulièrement de laxatifs, moins contre la constipation qui n'était que rarement très considérable, que pour augmenter l'action motrice des parois intestinales. Dans les quinze jours qui ont suivi jusqu'ici la première injection, un changement radical est survenu dans l'acte réflexe de la défécation. D'une part, j'ai eu bien moins besoin de laxatifs et, d'autre part, l'expulsion des matières fécales, même grosses et assez dures, a pu se faire sans assistance mécanique ou sans lavements. Le retour à l'état normal d'il y a nombre d'années est, avec le fait de la puissance de me tenir debout pendant plus de trois heures, sans fatigue notable et sans avoir besoin de m'asseoir, la meilleure preuve de l'amélioration de l'état de ma moelle épinière.

» J'ajoute que le travail intellectuel m'est devenu plus facile qu'il n'a été depuis plusieurs années et que j'ai regagné à cet égard tout ce que j'avais perdu. Je puis dire aussi *que d'autres forces, qui n'étaient pas perdues mais qui étaient diminuées, se sont notablement améliorées.*

» J'espère que d'autres physiologistes d'un âge avancé répéteront ces expériences et montreront si ces effets que j'ai obtenus sur moi-même dépendent oui ou non de mon idiosyncrasie personnelle. »

A la suite de cette observation je joins une autre communication faite en janvier 1891.

« L'expérimentateur (dit Brown-Sequard pour ne pas se nommer lui-même) sur lequel les premières recherches sur le liquide testiculaire ont été faites, a été très malade à Nice, en janvier 1891. Bien que soigné par notre éminent confrère M. Bouchard, il était arrivé presque à l'agonie. Affaibli d'abord par une entérite intense qui avait résisté à un traitement très énergique, pendant près de dix jours, et qui s'était montrée chez lui, au quinzième mois d'une coqueluche violente, il avait été atteint de contracture rhumatismale des muscles du thorax (intercostaux et autres) et parfois aussi du diaphragme. De plus, l'état morbide du bulbe dû à la coqueluche, après avoir causé du hoquet d'une manière presque non interrompue, pendant deux ou trois jours, déterminant parfois du spasme de la glotte et d'autres fois simultanément : 1º de l'arrêt des échanges entre les tissus et le sang, montré par le fait que le sang était rouge dans les veines, malgré une cessation complète de tout mouvement respiratoire « durant souvent plus de deux minutes »; 2º une diminution considérable en force et en vitesse de l'action cardiaque.

» M. Bouchard ayant été obligé de le quitter, il était soigné par le Dr Frémy qui, le trouvant mourant, voulut bien lui faire une injection de 2 grammes d'un liquide testiculaire très fort, préparé tout exprès quelques jours avant par M. d'Arsonval. Deux heures après l'injection, tous les phénomènes morbides dépendant de l'état du bulbe, ainsi que la contraction rhumatismale des muscles respiratoires, disparurent complètement et ne se sont plus remontrés depuis lors. Quant à la faiblesse qui, avant l'injection, était telle que le malade ne pouvait pas soulever sa tête, qu'il ne pouvait se tourner dans son lit et encore moins en descendre ou y remonter, elle avait cessé à ce point que tous ces actes étaient devenus faciles.

» En présence d'un fait si remarquable, il y a lieu de se demander si c'est vraiment l'injection qui a fait disparaître si rapidement la manifestation des états morbides qui existaient. Je ne puis l'affirmer, mais ce qui est certain c'est que la faiblesse si considérable qui avait envahi, depuis nombre de jours, presque toutes les parties du corps et atteint depuis vingt-quatre heures le degré d'une paralysie à bien peu près

complète, a promptement cessé sous l'influence tonifiante du liquide injecté.

» Les faits que j'ai racontés et un grand nombre
d'autres montrent clairement la puissance du liquide
extrait des testicules pour augmenter les forces d'action
des centres nerveux. Mais la question reste de savoir
par quel mécanisme ce liquide agit pour produire cet
effet, après son entrée dans le sang par absorption. Je
suis obligé, aujourd'hui, de me borner à affirmer que
ce liquide n'agit pas comme un excitant, en mettant
en jeu les forces qui préexistent et amenant nécessai-
rement par là un épuisement plus ou moins grand.
Jamais l'emploi du liquide testiculaire n'a été, après
un temps plus ou moins long, suivi de la déperdition
de forces que l'on peut constater après l'usage de
certains stimulants. Ce qui a lieu, ainsi que je le
démontrerai dans un travail spécial, c'est une augmentation, une transformation des forces auxquelles nous
devons les puissances diverses de la moelle épinière
et du cerveau. »

Pour en revenir au fait qui a provoqué ces considérations générales sur les effets très variés du liquide
orchitique, j'engage le lecteur à le rapprocher du fait
rapporté dans l'observation XI, où je signale également
une efficacité très rapide de l'extrait orchitique.

OBSERVATION II

Sénilité physiologique à forme multiple.
Soixante-douze ans.

INTRODUCTION.

A la fin de sa communication, Brown-Sequard se pose, franchement et en vrai savant, la question de savoir si les effets produits sur lui par les injections de liquide orchitique étaient réellement attribuables à la médication.

« Quant à la question de savoir, disait-il, si c'est à une sorte de suggestion sans hypnotisation qu'il faille attribuer entièrement les changements très considérables qui se sont produits sur mon organisme, je ne veux pas nier qu'en partie, au moins, ce soit de cette manière que les changements ont eu lieu; mais comme ils sont survenus après introduction dans l'organisme de substances capables de les produire, il faut bien admettre que les injections ont tout au moins contribué à leur donner origine. »

Cette citation textuelle aurait peut-être eu plus d'opportunité dans la dissertation que j'ai introduite sur l'autosuggestion dans la séquardothérapie. Mais comme l'objection que s'est posée Brown-Sequard, tout spontanément, lui a fait demander un contrôle par d'autres observateurs, je réponds à son appel, en publiant, à la suite de sa propre observation, la suivante où se concentrent des circonstances presque identiques à celles où il se trouvait lui-même, au moment de ses expériences sur sa propre personne. Voici cette observation :

Le sieur X... est né en 1824; veuf, père de famille. Il a escaladé tous les degrés de l'instruction; il réunit ainsi toutes les conditions exigibles pour composer ce qu'on appelle, en littérature médicale, une bonne observation. Je n'en dis pas davantage, pour qu'on ne mette pas un nom connu à la place de l'X...

Antécédents héréditaires. — Grand-père paternel mort à soixante-cinq ans, par apoplexie cérébrale; père décédé à cinquante-cinq ans, par entérite aiguë greffée sur une sénilité précoce; mère ayant succombé à cinquante-huit ans, par état typhique aigu greffé également sur une sénilité prématurée; frère aîné décédé à soixante-neuf ans par une seconde crise d'urémie comateuse, la première crise ayant été combattue avec un plein succès, trois mois auparavant, par des injections orchitiques sous-cutanées, et dont je me propose de décrire les scènes dramatiques, dans une observation spéciale; frère cadet encore vivant, âgé de soixante-neuf ans, atteint d'une caducité qu'explique surtout une hygiène défectueuse.

Antécédents personnels. — Profession libérale; confortable irréprochable dans l'existence matérielle; surmenage intellectuel datant de loin et presque continuel, grâce à des travaux de cabinet qui sont dans ses goûts, sans préjudice de distractions harmonisées avec les travaux de l'esprit.

Dans son passé pathologique, hémorroïdes souvent fluentes, y ont amené fréquemment une anémie considérable, parues à trente ans et disparues à cinquante; trois anthrax à la nuque à partir de cinquante-cinq ans; cystite aiguë à soixante ans avec fièvre urineuse grave qui a laissé une faiblesse vésicale persistant encore; constipation à peu près continue, depuis l'origine des hémorroïdes; enfin, à partir de soixante-neuf ans surtout, dépression morale due à des soucis graves d'origine familiale de divers genres.

État constitutionnel à soixante-neuf ans. — Sous l'influence des causes morales auxquelles il a été fait allusion plus haut, un maigrissement relatif ou plutôt amaigrissement plus accentué qu'auparavant, malgré une alimentation très substantielle accompagnée d'un appétit permanent, capable de répondre à toutes les invitations qui lui arrivaient fréquemment, par suite de son goût pour les distractions dont il a été question plus haut. Toutes les causes matérielles ont cédé le pas aux causes morales dépressives pour ébranler l'organisme du sieur X... A sa tendance à la gaîté avaient succédé la tendance à la tristesse, à la morosité, à la préoccupation permanente mais exagérée du lendemain. Les travaux intellectuels avaient perdu pour lui une grande partie de leurs attraits. La vivacité de la mémoire que tout le monde lui reconnaissait avait diminué. Trouble du sommeil; phosphorescence continuelle devant les yeux, surtout dans l'obscurité : ensemble de troubles qui constitue la neurasthénie, c'est-à-dire affaiblissement général de l'appareil musculaire; lenteur et fatigue rapide dans la marche, surtout dans l'action de gravir les escaliers, même de monter au lit; impossibilité de s'y étendre doucement et sans secousse, de se tenir longtemps debout sans appui; inertie vésicale plus prononcée que jamais, avec difficulté de garder longtemps les urines et de les retenir quand arrive le besoin de les rendre. Quant au sens génital, silence à peu près complet, tout en répétant, néanmoins, la phrase de Brown-Sequard à la fin de sa communication.

Je n'ai pas besoin de répéter les bonnes qualités de son estomac.

Traitement. — En donnant à part une dissertation

spéciale sur la technique séquardothérapienne, en général, j'ai voulu éviter la nécessité de rappeler, dans chacune des observations tirées de ma pratique, un mode de faire qui est à peu près le même pour toutes. Voilà donc pour moi le moyen de passer par dessus les divers détails du traitement.

J'ajouterai, néanmoins, que vers la fin du traitement par injections sous-cutanées, qui a duré plusieurs mois, grâce aux interruptions qu'exige la méthode dans la sénilité, j'ai eu recours aux injections intra-rectales suivant un mode de faire que j'ai indiqué dans mon *Manuel*.

Sous le bénéfice des réserves que j'ai faites pour éviter d'entrer ici dans des détails du traitement, je vais aborder le résumé concis des résultats obtenus chez le sieur X...

Résumé concis des résultats. — Disparition de l'aspect sénile du visage; peau rosée au lieu de peau ridée; joues uniformes et relativement grasses, au lieu de joues excavées et amaigries; physionomie vive au lieu de physionomie inerte; embonpoint relatif au lieu de l'amaigrissement très sensible. Ne sont-ce pas là des preuves d'un retour à la fonction régulière du grand sympathique chargé d'innerver les organes de la vie de nutrition?

Voyons maintenant ce qui s'est passé dans les organes placés sous l'obédience du système nerveux central (cerveau, moelle épinière) : disparition des troubles de la vision; retour de l'aptitude et du goût pour les travaux intellectuels, possibilité de s'y livrer sans trop de fatigue, jusqu'à une heure très avancée de la nuit; vivacité, rapidité dans les idées et leur expression; facilité d'improvisation; espèce d'excitation nerveuse, qui se manifeste même par l'impatience à écouter avec calme une contradiction; promptitude dans la réplique; réminiscences classiques qui étonnent tous les gens qui l'entendent, et jusqu'aux écoliers ayant quitté tout récemment les bancs; utilisation opportune d'une érudition très variée; relèvement de la force morale; diminution considérable dans les soucis de la vie domestique; retour à ses anciens goûts et à ses anciennes habitudes.

Voilà ce qui concerne les fonctions spécialement cérébrales. Voyons maintenant ce qui regarde les fonctions spécialement médullaires : diminution de l'inertie vésicale; empire de la volonté sur l'émission de l'urine : la literie n'est plus mouillée dans la nuit, ni la chemise dans le jour. Pour le sens génital, le rédacteur de ces détails intimes serait en état de répéter la phrase de Brown-Sequard qui provoqua, comme on l'a vu, une ridiculisation de la méthode. Avouons ici que le réveil en question fut dû plus spécialement aux injections intra-rectales.

Mais l'amélioration se fit remarquer surtout dans les forces musculaires des membres, c'est-à-dire dans la locomotion : aller, venir, monter au lit et en descendre, gravir des escaliers même en courant (soixante-quinze marches). Le sieur X... faisait presque une espèce de fanfaronnade de cette amélioration : pour lui le tramway ne s'arrêtait pas; il l'escaladait en refusant poliment le bras du conducteur qui le lui offrait, vu son apparence de vieillard. Ici se retrouve la scène des amis et des connaissances qui sera mentionnée dans diverses de mes observations similaires. Tout le monde était étonné en voyant agir le sieur X... dont l'âge leur était connu.

Cette restauration antisénile, sous des formes si variées, s'est maintenue en M. X... jusqu'au moment de la présente rédaction. Dans les conditions qu'il a acquises, il a l'espoir de prolonger sa vie au delà des limites posées par la nature jusqu'à présent aux membres de sa famille, comme il a été dit dans les antécédents héréditaires.

OBSERVATION III

Sénilité physiologique avec neurasthénie.
Soixante-seize ans.

INTRODUCTION.

Le célèbre professeur Carl Vogt (de Genève) a envoyé à Brown-Sequard une observation rédigée sur lui-même et par lui-même. Ce fait médical a d'autant plus de valeur et fait d'autant plus honneur à la séquardo-thérapie, qu'outre la position scientifique de l'homme, il y a à signaler, si je ne me trompe, une opposition très ardente qu'il avait faite à la méthode, au début de sa promulgation. « L'un de nous, a dit Brown-Sequard, a reçu de l'éminent Carl Vogt l'histoire de son cas qu'il nous a autorisés à publier. Nous le résumons très brièvement ici. »

Carl Vogt est âgé maintenant de soixante-seize ans. Depuis l'âge de cinquante-neuf ans, il souffre de douleurs rhumatismales. En novembre 1892, il était dans un état déplorable de neurasthénie et de faiblesse : absence de volonté, dégoût de la vie, incapacité complète pour le travail habituel.

Il commença les injections de liquide orchitique de notre laboratoire et n'en eut aucun effet pendant cinq jours. Puis, après la sixième injection, le 18 novembre 1892, il ressentit une forte chaleur et transpira pendant quelques heures. Il fut obligé de se coucher. Le 19, après la septième injection, il eut, à un bien moindre degré, les mêmes effets. A la huitième injection, il se sent disposé au travail. Le 21, neuvième injection, transformation complète; il commence à travailler et cela va mieux. Le 22, il reprend la vie ordinaire, il travaille de neuf à onze heures, fait son cours de onze heures à midi, toujours debout, sans fatigue, travaille de trois à six heures au laboratoire et de huit heures à minuit dans son cabinet avec autant de facilité qu'autrefois. Il dort bien, et au réveil se sent plus léger, plus dispos, et tout le monde le félicite de son air de bonne santé. Depuis lors, il a repris sa vie ordinaire et a pu faire un long voyage sans fatigue. Il termine son récit en disant : « Les injections ont entièrement vaincu l'état neurasthénique et les effets en ont été merveilleux. »

OBSERVATION IV

Sénilité physiologique avec faiblesse générale.
Age non donné.

Brown-Sequard rapporte le fait suivant qui est de la
plus haute importance, comme le précédent, quant à
l'action physiologique du liquide orchitique. Le sujet
de l'observation était en bonne santé, mais atteint de
la faiblesse propre à la vieillesse. C'est un savant très
éminent et très estimé de l'Académie des Sciences de
Paris. Il a reçu les injections des mains d'un médecin
distingué de Boston, le Dr James J. Putnam, qui faisait
usage d'un liquide testiculaire de cobaye que Brown-
Sequard avait préparé trois ou quatre semaines avant
qu'on en fît usage.

L'opéré écrit à l'éminent physiologiste qu'après la
première et la deuxième injection il s'est senti plus
fort, mais que connaissant l'influence de l'imagination,
il avait attendu pour se prononcer. « Mais depuis lors,
dit-il, il n'y a plus place au doute. Je suis tellement
plus actif, tellement plus capable de travailler et de
lutter contre les petits ennuis de la vie, que je me
sens transformé. Mon énergie physique s'est accrue.
Ma marche plus rapide, la diminution de la lassitude
dont je me plaignais ont attiré l'attention de mes amis
qui m'en ont complimenté.

Brown-Sequard souligne ainsi cette observation: « Je n'ai rien à dire à l'égard de ces effets physiologiques : ce sont ceux que j'ai éprouvés moi-même et très souvent à la suite de quatre maladies très sérieuses, contre lesquelles j'ai eu à lutter depuis près de trois ans. »

L'observation II ne renferme-t-elle pas des détails qui confirment les conclusions formulées ici par Brown-Sequard?

OBSERVATION V

Marasme sénile type. — Soixante-dix-huit ans. Première crise d'adynamie sénile. — Guérison. Deuxième crise et deuxième guérison. — Troisième crise avec complication d'hémiplégie et de gangrène des voies aériennes. — Mort.

Sieur D..., natif du Cantal, habitant Bordeaux depuis 1834, comme charretier; veuf, père de plusieurs enfants; vivant en famille; petit rentier.

Antécédents personnels. — Jamais d'excès d'aucune sorte, pas même en boisson malgré son état; jamais de maladie grave. Frère aîné décédé à soixante-seize ans par catarrhe emphysémateux chronique devenu aigu, soigné par moi.

État présent. — Stigmates d'un organisme usé par le travail pénible, qu'une alimentation convenable n'avait probablement pas combattu. Amaigrissement général avec joues excavées; peau ridée, teint livide; physionomie anxieuse, yeux brillants; un peu d'embarras dans la parole; vertiges cérébraux au point d'inspirer la crainte de sortir et de se hasarder sur la voie publique; insomnie; dépression intellectuelle et morale ainsi que physique; indifférence pour tout ce qui se passe autour de lui; caractère doux et docile, à relations de famille très commodes; affaiblissement général plus prononcé à droite qu'à gauche; impossibilité de porter un verre à la bouche sans trembler et surtout sans employer les deux mains, de monter au lit sans être aidé et de s'y tenir étendu horizontalement; difficulté de gravir des escaliers, de marcher un peu vite dans la rue; oppression à peu près constante; extrémité cyanosées et froides : nez, oreilles, doigts; battements cardiaques faibles et irréguliers; poul radial filiforme; pas d'œdème aux jambes; jet de l'urine faible, goutte par goutte, presque involontaire, tombant sur le bas des pantalons; inappétence; digestion difficile; régurgitation de matières liquides et gazéiformes, dans les intervalles des repas; selles rares et sèches. Rien au cœur, en dehors des battements irréguliers; rien aux poumons, au foie et aux reins. Il est inutile de parler des fonctions sexuelles disparues depuis longtemps.

N'est-ce pas un tableau complet du marasme physiologique?.

Traitement. — Le sieur D..., vu sa docilité et surtout sa confiance illimitée en moi qui avais déjà soigné son frère, accepta sans hésitation ainsi que sa famille une médication dont ni lui ni elle n'avaient entendu parler; et cela malgré l'étrangeté apparente de la substance employée et du manuel opératoire.

J'ai suffisamment développé ailleurs la technique séquardothérapienne, sans être obligé de l'expliquer au cas présent. Je dirai seulement qu'elle ne fut entravée par aucun accident ni local ni général. Il y eut une vingtaine d'injections sous-cutanées, avec intercalation de quelques lavements séquardothérapiens.

Résultats du traitement. — Chacun des troubles fonctionnels désignés plus haut disparut peu à peu : faiblesse musculaire, faiblesse vésicale, inappétence, vertiges, insomnie, dyspnée, orthopnée; retour de la chaleur aux extrémités; teint presque fleuri au visage : en un mot, réveil de la vie dans la plupart de ses manifestations que le marasme sénile réduit souvent aux dernières limites. Ne pourrait-on traduire cette transformation de l'organisme par le mot de rajeunissement, non obtenu par l'art magique du Méphistophélès de *Faust*, mais par l'art séquardothérapien?

Malgré cette satisfaction complète, je ne voulais pas suspendre entièrement la médication qui avait si bien réussi. Comme il a été dit en plusieurs endroits de ce travail, la marche de la sénilité étant fatale, il y a nécessité à recourir, de temps en temps, à la séquardothérapie. Ici elle n'a pas la prétention de guérir, mais celle de suspendre, par une intervention intermittente, la progression vers le terme fatal.

Cette nécessité de traiter la sénilité par cette technique est prouvée par le fait présent. Je n'avais pas été assez heureux pour convaincre le sieur D... et sa famille de l'imprudence qu'il y avait à suspendre tout d'un coup la médication. La question de dépense causa l'unique et seul obstacle.

Au bout de deux mois d'une situation qui faisait l'étonnement et la joie de tous, arriva la déception prévue et presque prédite par moi. Survinrent la plupart des troubles fonctionnels précédemment vaincus. Alors, retour au même traitement, qui dans l'espace de quinze jours rétablit encore l'ordre dans ce vieil organisme si endommagé par l'usure de ses diverses parties.

Nouvelle explosion très vive de reconnaissance. Dans cette seconde période, le vieillard avait pu venir recevoir ses piqûres dans mon cabinet. Au bout de cette nouvelle amélioration, le sieur D..., le visage radieux, les larmes dans les yeux, me serrant affectueusement les mains, m'exprima de nouveau sa vive gratitude pour lui avoir, disait-il, sauvé la vie.

J'acceptai franchement le témoignage de cette reconnaissance, parce qu'il était incontestablement légitime. Cette scène était si touchante que je me donnai la satisfaction d'en rendre témoins quelques personnes qui étaient dans mon cabinet d'attente.

Mais, hélas ! le contentement mutuel ne fut pas de longue durée. Avant d'avoir pu renouveler les injections, comme j'en avais conçu le projet, je fus appelé d'urgence, dans la quinzaine, auprès de mon client. Une hémiplégie droite complète, sans réapparition néanmoins des gros troubles fonctionnels vaincus par deux fois, venait d'éclater, compliquée par la perte de la parole et une excitation nerveuse qu'on lisait dans toute la personne du vieillard. Les injections furent repoussées, même avec des signes d'impatience et presque de colère, très étonnants chez ce pauvre homme. Bien plus, survint une autre complication qui devait clôturer le drame pathologique : une gangrène des voies aériennes dont les émanations fétides, infectaient tout l'appartement, malgré tous les moyens de désinfection employés.

Une consultation avec un de mes confrères très estimé, le Dr Mandillon, médecin des hôpitaux, ne put servir qu'à constater l'incurabilité du mal. Est-il nécessaire d'ajouter que dès le début l'ingurgitation d'un liquide quelconque avait été impossible ?

Conclusion. — Je crois pouvoir regarder le fait du sieur D... comme un argument en faveur de la séquardothérapie antisénile, malgré son issue fatale.

La gangrène sénile, car on peut appeler ainsi la complication qui a déterminé la mort, est également signalée chez un autre vieillard dans l'observation suivante.

OBSERVATION VI

Sénilité avec gangrène des jambes et des pieds.
Guérison. — Quatre-vingt-treize ans.

Brown-Sequard et d'Arsonval rapportent une observation qui a de l'analogie avec une partie de l'observation V. Le 9 mai dernier, disent-ils, l'un de nous recevait d'un médecin éminent, le Dr Mesnet, la lettre suivante qui résumait très brièvement une observation que nous avons reçue du médecin qui a soigné le malade :

« Je vous envoie ici, dit le Dr Mesnet, membre de l'Académie de Médecine, les plus intéressants détails.

» Le sujet de cette observation est un vieillard de quatre-vingt-treize ans qui, il y a trois mois, était dans un état de débilité générale et de déchet organique tel que son médecin et sa famille le considéraient comme perdu à très courte échéance. Il avait du sphacèle des deux pieds et des deux jambes sur toute l'étendue de la peau jusqu'à la hauteur des mollets. Il ne mangeait plus; son estomac intolérant vomissait tout; il perdait ses urines et ses matières fécales. Son état mental était dans le plus complet désarroi. Comme dernière ressource thérapeutique, les injections testiculaires furent faites à ce moment sur vos indications.

» L'observation du médecin qui l'a soigné, que je vous transmets in extenso, vous donnera les diverses phases de l'acte thérapeutique. Quant à moi qui viens de passer une dizaine de jours près de cet aimable vieillard, vivant dans son intimité, je l'ai quitté, émerveillé de sa santé générale, de son activité physique et mentale, de sa capacité digestive, de la précision de sa mémoire, en un mot de la réfection complète de tout son être rajeuni de dix ans. »

OBSERVATION VII

Débilité sénile compliquée d'hémiplégie droite. Première crise et guérison presque complète. Deuxième crise et amélioration considérable. Cessation prématurée du traitement. — Soixante-treize ans.

Antécédents physiologiques et pathologiques. — Femme X. . (âgée de soixante-treize ans), mariée à un vieux marin breton retraité, continuant néanmoins sa profession sur le port de Bordeaux, comme gardien de navires; mère de plusieurs enfants mariés eux-mêmes, et qui ont été, jusqu'à ces derniers temps encore, à la charge de leurs vieux parents; depuis longtemps amaigrissement considérable avec débilité physique, état nerveux et faiblesse intellectuelle; en traitement fréquent pour une névropathie générale, à forme rhumatismale et névralgique; décrépitude lisible sur le visage.

Dans les deux années précédentes, j'ai été appelé souvent à donner mes soins à la femme X..., soit pour sa débilité profonde, soit pour un rhumatisme névralgique à forme errante. Le traitement a subi diverses oscillations en mieux ou en plus mal, oscillations dues surtout à l'inconstance et à l'irrégularité des soins qu'exigeait cette véritable adynamie sénile.

Mais une complication subite m'appela en toute hâte auprès d'elle, le 24 octobre 1896. Depuis deux mois la femme X... avait cessé les soins un peu pénibles pour elle de son ménage, les laissant à son mari, qui comme tout vieux marin était très capable de s'en occuper.

État actuel. — Hémiplégie droite, perte de la motilité, de la sensibilité, de la parole, de l'intelligence, de la vue, de l'ouïe, contracture des deux maxillaires, par suite impossibilité de recevoir quoi que ce soit par la bouche. Tel est l'état où je trouvai la malade, étendue sur son lit, entourée de parents, d'amis et de voisins qui paraissaient n'attendre que son dernier soupir.

Je ne dois pas négliger de dire que la malade sortait d'une crise d'entérite due à l'abus de la tisane des Shakers qu'elle employait fréquemment pour combattre une sécheresse intestinale et peut-être même une faiblesse du tube que la sénilité peut expliquer.

Je n'avais de confiance dans aucune médication externe ni interne prise dans la méthode classique. Convaincu que la médication séquardothérapienne orchitique, tout en combattant la sénilité franche, pouvait atteindre les affections même organiques qui la compliquent souvent, je tentai un essai sur le cas présent.

Je glisserai sur la technique, détaillée en général dans une dissertation spéciale. Néanmoins, je donnerai quelques détails spéciaux au cas.

La seule partie de l'enveloppe sous-cutanée où il restait encore un peu de graisse et de tissu cellulaire, était l'abdomen : c'est là que je pratiquai les injections, en changeant de temps en temps de place, à cause de petites nodosités, grosses comme une noisette, qui étaient quelquefois le point de départ d'une certaine douleur. De là un peu d'indocilité de la part de la malade, chaque fois que je m'approchais d'elle pour pratiquer l'injection. La première fut faite immédiatement après le départ du prêtre qui venait de remplir son ministère *in extremis*, la malade ne donnant aucun signe d'intelligence.

Traitement et résultats. — A la troisième ou quatrième injection, ouverture des paupières et possibilité pour la paralysée de voir et de regarder autour d'elle; apparence d'un retour d'intelligence suffisant pour s'intéresser à ce qui se passe dans son entourage; bredouillement qui était l'aurore du réveil de la parole; ouverture franche de la bouche qui permettait l'introduction des liquides alimentaires. Les injections se faisant sans interruption, retour, au bout de six à sept jours, de la parole, au point de pouvoir répondre aux questions et d'exprimer quelques idées.

Le bras paralysé, porté par moi vers la tête de la malade, ne retombe plus aussi automatiquement que les jours précédents sur le lit, il y descend peu à peu pour y reprendre la place que la malade veut lui donner, au dessus ou au dessous de la converture.

Pour ne pas revenir à la paralysie du membre supérieur, je dirai qu'il arriva peu à peu à sa restauration intégrale, au point que la malade pouvait s'en servir pour porter les aliments à sa bouche, comme en pleine santé, s'habiller, se déshabiller et mettre de l'ordre sur la literie.

Voyons le membre paralysé inférieur.

Le retour de la motilité soit partielle, soit générale, soit incomplète, soit complète, y fut plus rapide, en sorte qu'après dix jours, il n'y avait aucune différence sensible entre les deux membres inférieurs. Cette amélioration plus rapide dans les membres inférieurs que dans les membres supérieurs, lors d'une paralysie, est, il est vrai, la règle. Néanmoins, la rapidité du retour est à remarquer dans le cas présent.

Voyons ce qui s'est passé dans l'état général. Retour de la graisse et d'un teint convenable sur le visage précédemment délabré; même restauration dans les organes de la vie de relation comme dans ceux de la vie de nutrition.

J'avais l'espoir de restaurer convenablement un organisme usé comme je l'ai démontré. Mais vu la répugnance de la malade, à chacune des injections, vu une amélioration aussi satisfaisante, je ne crus pas imprudent d'éloigner les injections. Je viens d'oublier un autre mobile, c'est celui d'un esprit d'économie à outrance qui inspirait le mari. J'en ai été convaincu surtout lorsque la question d'honoraires a été débattue. Je restai donc trois jours sans aller faire d'injections.

Mais je fus rappelé d'urgence. Un tremblement général avait été suivi d'une nouvelle crise d'hémiplégie. Le retour des injections fut suivi d'une nouvelle série d'améliorations. Mais il en fallut une quinzaine pour regagner le terrain perdu.

La malade en était arrivée à une situation assez sortable pour satisfaire le mari et la femme.

Vers la fin de décembre je reçus mon congé pour la raison donnée plus haut. Et voici la situation dans laquelle je laissai la malade. Elle pouvait s'habiller presque seule, marcher sans trop tituber, passer d'une chambre à l'autre, sans avoir trop besoin d'appui. L'alimentation se faisait convenablement; l'intelligence et le moral laissaient, néanmoins, beaucoup à désirer. Mais cette double dépression, ou plus exactement cette double aberration, était antérieure à la crise.

Il aurait donc fallu une prolongation sérieuse du traitement pour modifier heureusement cette décrépitude sénile; tâche que j'aurais entreprise avec confiance, si j'avais été le maître de la direction. Car comme je l'ai répété souvent, un des caractères essentiels pour l'efficacité de la séquardothérapie antisénile, c'est la nécessité de ne pas l'abandonner complètement et d'y revenir, de temps en temps, même jusqu'à la fin de la vie. Trouve-t-on trop exigeant de faire, au moins, deux repas par jour pendant toute son existence?

Conclusion. — Si je n'ai pas le droit d'attribuer à la séquardothérapie orchitique l'honneur d'une guérison complète, vu les conditions fâcheuses dans lesquelles j'étais mis, on ne pourra pas contester que cette observation a une place honorable dans les fastes de la nouvelle méthode, surtout appliquée à la sénilité et à quelques-unes de ses complications.

OBSERVATION VIII

Paraplégie par congestion médullaire. — Guérison presque complète. — Interruption prématurée du traitement. — Soixante-neuf ans.

Antécédents pathologiques. — Je signalerai un fait suivant qui n'est pas sans liaison avec le fait morbide actuel. Dans les deux, en effet, il y a eu congestion passive, seulement à localisation différente.

En 1892, cécité presque complète; traitement inefficace, pendant trois mois, par un spécialiste notoire, même à position officielle; recours à moi, vu la camaraderie d'enfance et les relations amicales. D'après l'état congestionnel de la face, diagnostic de la même congestion dans les éléments profonds de l'appareil visuel; deux saignées dérivatives, à dates rapprochées, au moyen de sangsues à la partie supérieure et interne des cuisses, retour très rapide de la vison normale; satisfaction du malade.

État physiologique. — Par état physiologique je comprends plusieurs éléments qui composent l'homme à l'état sain, comme on va le voir.

Le sieur X... est âgé de soixante-neuf ans. Je l'ai connu dès l'enfance, étant comme l'on dit deux enfants du même quartier. Fils d'un ancien coiffeur devenu professeur de danse, ayant quitté un atelier industriel avec des ressources qui lui permettaient de n'avoir aucun souci du lendemain; habitant depuis quelque temps une maison confortablement installée, sur une belle et vaste voie de la banlieue animée par la foule des allants et des venants; marié et grand-père d'une orpheline n'ayant d'autres ressources que celles des grands-parents. Il fut loin d'être toujours le maître dans son ménage; mais il parut supporter le joug avec assez de docilité. D'une instruction élémentaire, il la développa par la lecture. Voilà pour le moral. Son physique ne présente rien d'irrégulier. Petit de taille et d'un embonpoint dépassant la moyenne, il parut vivre dans les limites qu'exigent les lois de l'hygiène, sans pourtant affirmer qu'il ne s'oubliait jamais du côté des boissons. C'est dans ces conditions que je le trouvai, lorsque je fus appelé auprès de lui, en dehors des circonstances que j'ai fait connaître plus haut.

État pathologique actuel. — Depuis quelques jours, vertiges cérébraux, étourdissements, embarras de la parole, fourmillements avec faiblesse musculaire aux membres supérieurs et peu prononcée aux membres inférieurs. Absence d'inquiétude chez le malade, ainsi que dans son entourage familial, vu l'insouciance de tous.

Les membres abdominaux ayant été envahis plus complètement, au point d'y voir de la paralysie, je suis appelé cette fois avec demande d'urgence. Je constate des fonctions cérébrales et sensoriales à peu près ordinaires.

Inertie dans le moral, malgré les menaces de danger surtout pour l'avenir (sinon pour le présent et pour la vie) et pour la régularité des grandes fonctions, celles-ci paraissant néanmoins être étrangères à l'accident.

Toute la scène pathologique s'était concentrée dans la moitié inférieure du corps, au point de vue locomoteur; impossibilité de descendre du lit ou d'y remonter sans être aidé; de même pour s'habiller ou se déshabiller, pour s'accroupir sur le vase de nuit ou pour se relever. Même impossibilité pour s'asseoir sur un siège sans chute brusque et comme automatiquement, ou pour se redresser sans des efforts répétés plusieurs fois et surtout sans s'appuyer énergiquement sur les bras du siège sur lequel il est assis. Même difficulté pour projeter les pieds un peu au loin, lorsqu'il est assis, pour marcher seul dans la chambre, sans s'accrocher de proche en proche aux meubles, pour descendre et pour gravir les escaliers, sans s'appuyer sur le bras de quelqu'un, la rampe ou la canne ne suffisant pas. Dans la descente ou l'ascension de l'escalier, le mode de locomotion est à signaler. Un pied est d'abord porté et placé sur la marche supérieure ou inférieure; l'autre pied vient immédiatement l'y rejoindre, en sorte que chaque marche est momentanément occupée par les deux pieds ensemble.

Il est important de noter qu'aucun des symptômes caractéristiques de l'ataxie locomotrice n'existe.

La paraplégie par simple congestion de la moelle est donc incontestable; pas de méningite spinale non plus; absence de douleurs, n'importe de quelle espèce. N'est-ce pas l'ancienne congestion qui, au lieu de se porter aux yeux, comme dans le temp . s'est jetée sur la moitié inférieure de la colonne médullaire?

Je n'ai pas à insister sur une certaine faiblesse vers les fonctions sexuelles, vésicales et rectales.

Traitement et résultats. — L'action merveilleuse de la séquardothérapie orchitique constatée d'une façon authenthique sur l'ataxie locomotrice ne pouvait pas ne pas réussir sur la congestion du même organe. Par conséquent, sans perdre mon temps à tenter les ressources du traitement classique, j'abordai immédiatement celles du traitement sorti du Collège de France.

Par mes considérations générales sur la technique séquardothérapienne, je me suis débarrassé de signaler la technique que j'ai suivie dans le cas présent comme dans les autres. Je me bornerai donc à dire que j'ai pratiqué cinquante injections sous-cutanées, une à peu près tous les deux jours, et cela sans aucun accident local. L'opération se faisait avec une facilité telle, que lorsque l'aiguille de ma seringue était retirée, le malade s'écriait parfois : « Est-ce fait, docteur? » Il ne s'apercevait de l'opération que lorsqu'il était devant une glace où était l'image de la région choisie. Il est vrai que les tissus sous-cutanés étaient si garnis de graisse que l'aiguille n'y rencontrait pas de nerfs. De là point de douleur, point de congestion et, par suite, point d'abcès. C'est le cas le plus curieux pour moi, parmi les milliers d'injections sous-cutanées que j'ai pratiquées.

Les résultats furent lents; c'est vrai, mais ils furent constamment progressifs, et chacun des symptômes énumérés plus haut s'amoindrissant à son tour, le résultat final, après quatre-vingt-dix jours, fut celui que je décris ci-dessous :

Le malade pouvait s'habiller et se déshabiller tout seul, vaquer tout seul à ses besoins naturels, quitter son lit et y remonter, gravir les escalier sans se tenir à la rampe, mais avec une canne à la main par prudence, canne qu'il portait aussi sur ses épaules, comme par forfanterie. Il parcourait son corridor jusqu'au fond du jardin, presque sans trébucher et avec une rapidité remarquable. Quand du haut de sa fenêtre il m'apercevait dans le lointain, c'était lui qui venait m'ouvrir la porte. Vers la fin du traitement, il se hasardait sur la route jusqu'à plusieurs centaines de mètres de sa maison, route fréquentée, comme j'ai dit plus haut, aussi bien par des véhicules que par des piétons. Je ne dois pas oublier de dire que le jet de l'urine avait augmenté en force et que le réveil du sens génital endormi depuis déjà longtemps, pour des causes d'ordre intime, m'a été affirmé.

La guérison n'était certainement pas complète; mais il était raisonnable de l'espérer, si j'avais été le maître de continuer le traitement. Pourtant la chose ne fut pas comprise ainsi dans l'entourage du malade. Depuis déjà quelque temps, on s'obstinait à ne pas voir le progrès, malgré toute son évidence. La question de dépense fermait les yeux à la lumière. Au grand désappointement du mari, dont j'ai constaté plus haut le manque d'autorité et peut-être aussi le manque d'énergie, le traitement fut arrêté: l'intéressé ne tenait pas les cordons de la bourse. J'en fus personnellement affligé moi aussi, car l'horizon me paraissait sombre. La tendance aux congestions viscérales constatée chez le sieur X... risquait fort de se transformer en une affection d'une autre nature. Mes craintes se sont malheureusement réalisées.

Quinze mois après, je reçus une lettre de faire part de la mort de mon ancien client. Le hasard me fit causer avec la veuve et j'appris que son mari était mort gâteux. Cela voulait dire pour moi que la paraplégie provenant de la simple congestion de la moelle épinière, ayant repris son cours après la cessation du traitement, avait dégénéré en ramollissement.

Conclusion. — Malgré l'issue fatale de la maladie, la séquardothérapie n'a-t-elle pas le droit de retirer une certaine satisfaction de ce drame pathologique ? Je tiens à faire remarquer que si j'avais augmenté l'intensité des doses, j'aurais peut-être obtenu des résultats plus rapides. Le jour où les préparateurs des substances séquardothérapiennes délivreront leurs préparations à un prix plus abordable, comme je l'ai insinué dans mes considérations générales sur la technique, les praticiens seront dans des conditions plus favorables pour obtenir des succès, comme pour trouver des clients dociles et persévérants.

OBSERVATION IX

Sénilité à forme paralytique et guérison.
Quatre-vingts ans.

État physiologique. — Sieur C..., quatre-vingts ans; habitant Bordeaux depuis très longtemps; veuf, père de trois enfants avec lesquels il vit et qui paraissent pleins de sollicitude pour sa vieillesse; petit rentier, ancien tailleur; constitution lymphatico-biliosonerveuse; teint plus pâle que rosé; embonpoint éloigné de l'amaigrissement sénile; d'une vigueur qui lui permet d'aller et de venir en temps ordinaire, et de se rendre, malgré une certaine distance, dans mon cabinet pour y prendre mes conseils.

Antécédents pathologiques. — Jamais de maladies aiguës graves, depuis trente ans que je le connais; mais crises fréquentes d'embarras gastriques, de légères bronchites, de rhumatismes nerveux. A quitté le métier, qu'il aurait pu continuer, grâce à sa vigueur relative; vertiges cérébraux répétés que le bromure de potassium a toujours combattus victorieusement et que j'ai attribués à une anémie cérébrale.

État présent. — En 1895, je fus appelé d'urgence auprès du sieur C... par ses enfants alarmés. Voici l'état où je le trouvai : obligation de rester au lit dans la position horizontale sous peine de tomber s'il voulait faire quelques pas sans être appuyé. Rien à noter dans les viscères: foie, poumons, rate, tube gastro-intestinal; un peu d'hébétude sur la physionomie; aucun signe, néanmoins, de délabrement sénile à l'extérieur.

Mon diagnostic fut : anémie cérébro-spinale retentissant principalement sur les membres inférieurs, au point de constituer une espèce de paraplégie.

C'était bien le cas que réclamait Brown - Sequard pour l'application de sa méthode à la vieillesse presque physiologique.

En suivant la technique indiquée, j'ai fait une vingtaine d'injections à peu près journalières, et cela sans aucun accident Il y eut aussi quelques injections intra-rectales.

L'amélioration fut sensible dès les premiers jours. Tous les symptômes énumérés plus haut disparurent l'un après l'autre. Le vieillard put marcher dans sa chambre avec assez de rapidité, presque comme antérieurement, et je le trouvai même, un jour, au fond de son petit jardin, où il remuait la terre pour se distraire. Il reprit donc ses habitudes, et depuis lors je n'ai plus été appelé auprès de lui.

N'est-ce pas un succès pour la méthode, et un encouragement pour les vieillards à y recourir, au lieu de supporter philosophiquement une décrépitude dont ils pourraient retarder la marche, au moins dans ses manifestations compromettantes pour le doux repos de leurs derniers jours ?

OBSERVATION X

Sénilité compliquée d'angine de poitrine d'origine rhumatismale. — Guérison. — Soixante-huit ans.

Antécédents pathologiques. — Bronchites fréquentes au moins depuis vingt-cinq ans; rhumatismes chroniques presque permanents aux membres supérieurs avec laryngite chronique ayant produit une aphonie presque complète, depuis au moins quinze ans.

État pathologique et moral actuel. — Le sieur C... est âgé de soixante-huit ans ; veuf, père de deux enfants dont une fille célibataire auprès de laquelle il vit; ancien petit patron tailleur en chambre, ayant été forcé de laisser son métier, depuis plusieurs années, à cause de ses rhumatismes des membres supérieurs; sans instruction sérieuse, délégué, néanmoins, par sa corporation ouvrière, au tribunal des prud'hommes, ayant même obtenu un siège au Conseil d'arrondissement; s'est mis à vendre des journaux pour augmenter les ressources d'une petite pension que lui a allouée sa société de secours mutuels. Son passé et son présent pathologiques ont accentué les effets de l'âge. Il marche courbé, lentement et à l'aide d'une canne. Mais son état actuel est surtout caractérisé par une recrudescence rhumatismale qui a également envahi la région cardiale. A de fréquentes suffocations s'ajoutent des crises violentes de douleurs dans la région citée, sans que les membres supérieurs en soient exempts. Sur mon conseil, il va prendre l'avis d'un groupe de médecins qui donne des consultations gratuites aux indigents et aux clients que leurs confrères leur adressent directement. Il revint à moi avec la désignation écrite du diagnostic : « Angine de poitrine. »

Un traitement conseillé n'ayant pas produit de résultat, je proposai la séquardothérapie. Cela se passait en juin 1894. Les injections orchitiques obtinrent une amélioration. Mais la question de dépense pour l'achat des substances arrêta la médication.

L'obstacle venant à cesser, retour au traitement. Cette intermittence se répéta plusieurs fois. Néanmoins, à la dernière période, l'amélioration devint telle que le malade ne vit plus de nécessité de recourir à moi. Il y eut au total une trentaine d'injections. Depuis la dernière, je rencontre parfois mon cardiaque toujours aphone, mais ne se plaignant plus de sa respiration et de ses douleurs. Ceci est écrit à la date du 20 novembre 1897.

OBSERVATION XI

Paralysie incomplète des membres inférieurs. — Suspension prématurée du traitement. — Guérison incomplète. — Soixante-treize ans.

Antécédents pathologiques. — Le sieur Ch... a été soigné par moi plusieurs fois, dans l'espace de six ans. Hémoptysie, broncho-pneumonie, emphysème pulmonaire, dont il sera encore parlé plus bas.

Il me raconte un fait que je crois intéressant dans la circonstance, parce qu'il a quelque rapport avec le fait pathologique spécial à la présente observation. Un jour, sur la voie publique, il fut saisi tout à coup par un besoin impérieux de courir en avant, et il ne fut arrêté que lorsqu'il rencontra à sa disposition un banc public sur lequel il put s'asseoir, et ce fut là seulement que la crise prit fin. Ce phénomène curieux s'explique pour moi par un accident passé dans le cervelet.

État physiologique actuel. — Le sieur Ch... est âgé de soixante-douze à soixante-treize ans; marié, père d'une fille veuve qui lui a laissé deux enfants à peu près à sa charge; chef d'un petit atelier de menuisier-rampiste; constantes préoccupations d'origine matérielle et morale; amaigrissement considérable; visage ridé, teint presque livide; force musculaire médiocre; organisme usé par le surmenage physique et moral; régularité dans toutes les fonctions, sauf que la respiration est troublée par de l'emphysème pulmonaire chronique.

État pathologique actuel. — A la date du 16 septembre dernier, au moment de descendre dans son atelier, au bord de l'escalier (cinquante-deux marches), près de sa chambre (deuxième étage), affaissement subit sans cause physique ou morale, sans retentissement dans le cerveau. Ses deux jambes, mais surtout la droite, refusent de le soutenir et de le faire marcher. Il est menacé de chutes et des personnes sont obligées de le soutenir. C'est ainsi qu'il est apporté ou au moins traîné vers son lit. Mis sur le bord, il lui est impossible de hisser les membres sur le lit et de leur donner la position horizontale. Ses membres supérieurs, qui sont restés étrangers à la crise, ne sont pas suffisants pour faire prendre à son corps cette position. Il faut donc que des personnes interviennent. Sa tête subitement aussi perd la possibilité de garder l'extension sur le cou ; son poids la laisse pencher, tantôt à droite, tantôt à gauche.

Quand on a essayé de faire marcher le malade vers son lit, on a remarqué que les deux membres inférieurs avaient perdu leur parallélisme.

Le membre droit, très atteint dans sa force locomotrice, s'éloignait de la ligne médiane (abduction), tandis que le membre gauche, plus modérément affaibli, était porté un peu en dedans (adduction). Les orteils du pied droit avaient perdu toute force d'extension. La sensibilité cutanée était diminuée surtout au côté droit. Dans ce côté, le réflexe tendineux était presque aboli.

Je répète que le cerveau et ses dépendances (vision, audition) ne participaient en rien à cette scène de troubles physiologiques. Ainsi la parole et l'intelligence étaient intactes.

Pour être complet, je ne dois pas oublier de dire que nuls des symptômes de l'ataxie locomotrice ne furent constatés.

Cette soudaineté dans le trouble des fonctions locomotrices n'a-t-elle pas un rapport avec l'incident signalé dans les antécédents? Une grande différence existe néanmoins : c'est que la crise dont je parle ici a eu des suites que n'a pas eues celle dont j'ai parlé plus haut.

Traitement et résultats. — J'avais devant moi une véritable décrépitude sénile qui venait de se compliquer d'une paralysie partielle très circonscrite. J'eus donc la conviction que l'une et l'autre étaient justiciables de la séquardothérapie orchitique.

Je la proposai aux intéressés et ils l'acceptèrent, en partageant la confiance que j'avais. Dans la maison logeait un jeune étudiant en médecine, depuis trois ans, très dévoué à cette famille et qui l'avait prouvé en plusieurs circonstances.

Je ne vois aucun inconvénient à donner ici son nom, M. Devillard. Ayant conversé souvent avec lui sur la méthode, je jugeai à propos de l'initier à ma manière de faire, et il accepta avec empressement. Il assista ainsi à chacune de mes vingt-deux visites; c'est-à-dire à chacune des vingt-deux injections. Elles furent faites vers la partie inférieure de l'abdomen pour quelques-unes, aux parties latérales du thorax pour quelques autres, et enfin à la région fessière pour un certain nombre, vers la fin du traitement. Aucun incident local ne survint, pas même de nodosités sous-cutanées, grâce aux mesures antiseptiques réglementaires.

Je dois noter que les injections dans le tissu fessier, faites perpendiculairement avec toute la longueur de la petite aiguille, ont été exécutées avec une supériorité spéciale. C'est à M. Devillard que je confiais cette dernière petite opération qui paraissait lui plaire beaucoup. Mais voyons les effets du traitement.

Après la première injection, je restai près d'un quart d'heure auprès du malade, pour observer si quelque résultat était saisissable. C'était téméraire d'y penser et surtout d'y compter. Aussi je veux être modéré dans les expressions de la surprise qui m'attendait. Je fis mettre le malade sur le bord du lit, en l'aidant, comme il a été dit plus haut, pour qu'il pût avoir ses jambes pendantes dans la position assise; puis je l'aidai pour qu'il se mit dans la position verticale. Quel ne fut pas mon étonnement et celui des autres personnes qui assistaient à la scène, lorsque le sieur Ch..., mis dans cette position, put la garder debout sans s'affaisser, et quand soutenu par ma main il put faire quelques pas en avant? Je n'en dis pas davantage. Mais à la suite des quelques injections suivantes, l'amélioration continua à s'accentuer, et au bout de peu de jours le malade soutenu par un bras pouvait faire quelques pas dans la chambre. Il est vrai que c'était avec de la vacillation de la jambe droite. Quant aux orteils paralysés, ils reprirent complètement leur puissance de flexion et d'extension, et cela d'une façon très rapide. J'éviterai le reproche de la monotonie, en donnant en bloc le total des améliorations quotidiennes. Le voici.

Peu à peu la marche sur le plancher de la chambre s'est rapprochée de la normale; les pieds se sont appuyés solidement sur leur base, et les jambes ont repris leur parallélisme. Le point d'appui est devenu de plus en plus inutile, l'action de monter au lit sans autre secours que les membres supérieurs et d'y prendre lui seul la position horizontale est redevenue complète.

C'est surtout dans l'action de descendre l'escalier et de le remonter (cinquante-deux marches) qu'a été la preuve la plus manifeste de la restauration locomotrice. Dans les premiers jours, il fallait l'aide d'une personne ou celle d'une canne, et plus tard celle de la rampe, pour opérer la descente ou l'ascension. Grâce à cette grande amélioration, le chef d'atelier, assis sur une chaise, pouvait surveiller le travail et même procéder lui-même à celui que les mains seules pouvaient exécuter. Arriva enfin la possibilité de se débarrasser de tout appui pour faire les divers mouvements qui viennent d'être énumérés. Mais le maximum de la restauration consista dans la possibilité de se hasarder sur le trottoir de son quartier, et cela à la distance de plusieurs centaines de mètres. Aujourd'hui, au moment où ces lignes sont écrites (10 novembre), mon vieillard ex-paralysé est à faire une course en ville, néanmoins, sous l'œil protecteur de sa femme, et toujours appuyé, il est vrai, sur la canne devenue dans ce cas un véritable bâton de vieillesse, dont le rédacteur des présentes lignes est obligé de se servir lui-même pour se protéger, dans ses fréquentes et longues courses à travers la cité, en confessant néanmoins à ses lecteurs qu'il a à peu près le même âge que son client.

J'avais l'espoir de faire arriver mon malade à la disparition complète de son accident; mais la fameuse question de dépense est encore venue ici arrêter mon bon vouloir et ma puissance. Maudite question d'argent!

Je ne dois pas négliger de dire qu'une véritable restauration générale avait succédé aux vingt-deux injections séquardothérapiennes : colonne vertébrale redressée, par conséquent incurvation du corps en avant disparue, tête plus solide dans l'extension, teint du visage plus rosé, joues moins excavées, rides moins prononcées : tels étaient les résultats que tout le monde remarquait comme effets du traitement, même sur l'état antérieur du sieur Ch...

Pour finir l'historique de ce drame séquardothérapien, je raconterai le fait suivant qui prouverait le besoin qu'il y aurait à poursuivre le traitement encore pendant quelque temps.

Mon intéressant malade m'apprend que dans une

de ses promenades dont j'ai parlé plus haut, il a été frappé subitement comme d'une sorte de fulguration. Il s'est affaissé tout d'un coup, comme au début de sa crise, et a failli être renversé sur le sol. Mais cette perte subite de force n'a pas persisté et il a pu rentrer chez lui malgré une certaine fatigue.

Rappelons le fait détaillé au début de cette histoire médicale, c'est-à-dire la course échevelée dont j'ai placé la cause dans le cervelet.

J'abandonne aux médecins physiologistes la tâche épineuse pour moi de localiser l'origine de la paralysie que je viens si longuement de narrer.

OBSERVATION XII

Sénilité à forme paralytique. — Cessation prématurée du traitement. — Amélioration très satisfaisante. — Quatre-vingt-deux ans.

Antécédents pathologiques. — Le sieur B..., ancien menuisier, qui n'exerce plus son métier, habite avec sa fille célibataire, ouvrière, un troisième étage; membre d'une société de secours mutuels; aidé par son fils; sans aucune autre ressource.

Je suis appelé à le soigner depuis quelques années, surtout et presque uniquement pour de la faiblesse sénile. C'était dans mon cabinet qu'il venait chercher des conseils. Mais un jour ce fut moi qui dus aller à lui.

État actuel. — Maigreur générale extrême; peau du visage très ridée et très sèche; joues excavées; dureté d'ouïe plus prononcée qu'antérieurement; vertiges cérébraux dans la position debout; sommeil très difficile; faiblesse générale dans la locomotion, particulièrement impossibilité de descendre du lit et d'y remonter sans appui, de faire quelques pas dans la chambre; émission de l'urine fréquente et involontaire; alanguissement du tube gastro-intestinal; rien d'anormal dans l'intelligence. Rien à noter dans les viscères, cœur, poumons, etc.

Traitement et résultats. — Après quelques tentatives infructueuses de tonification ou plutôt d'excitation par la strychnine, j'arrivai à l'emploi de la séquardothérapie orchitique.

Une dizaine d'injections amenèrent le retour des forces, et quinze jours après le début du traitement, le vieillard que j'avais pris dans une véritable décrépitude se levait tout seul, marchait tout seul dans sa chambre, en s'appuyant, il est vrai, un peu aux meubles qui se trouvaient sur son passage. Mais ensuite les divers modes de locomotion s'accomplissaient normalement et les fonctions primordiales reprirent leur régularité.

J'aurais désiré renouveler, de temps en temps, le traitement pour consolider son action, comme l'exige la séquardothérapie antisénile. Mais ici se présente encore la difficulté que maintes fois, hélas! j'ai rencontrée. Cela n'empêcha pas que mon vieillard put reprendre ses habitudes de sortir, en bravant les soixante-quinze marches de ses escaliers. Et au bout de deux mois, rajeuni comme s'il avait perdu quinze à vingt ans, il reparut dans mon cabinet.

Un ancien habitant de Metz, bandagiste de profession, qui logeait dans la même maison que le sieur B..., m'a répété plusieurs fois la surprise que lui avait occasionnée le traitement appliqué à son voisin. C'est le type de la véritable vieillesse physiologique qui a trouvé le secret de Faust sans Méphistophélès. C'était l'expression du bandagiste.

OBSERVATION XIII

Incontinence d'urine d'origine sénile. — Guérison. Soixante-seize ans.

État somatique et moral. — Le sieur M... est né en 1821; marié, père d'une fille célibataire, ouvrière, qui vit dans la famille, et d'un garçon mort à quarante-deux ans dans une colonie, d'où un profond chagrin et une grande dépression morale; petite taille, vigueur musculaire médiocre; maigreur sénile; alimentation tout au plus suffisante; jamais d'excès d'aucune espèce; jamais de maladie sérieuse; caractère un peu difficile et porté aux plaintes; comme travail, courses en ville très fatigantes par leur continuité et par leur longueur; inquiétude permanente à cause des exigences de ses patrons; double hernie inguinale péniblement contenue par un double bandage; au total, véritable caducité.

État pathologique actuel. — Le sieur M... est sujet, depuis dix mois environ, à une incontinence d'urine pour laquelle il a réclamé mes soins, incontinence qui lui occasionne les inconvénients suivants :

Dans ses courses à travers la ville, il perd l'urine goutte à goutte dans son pantalon. Celui-ci en est constamment humide et sa partie inférieure en est gâtée, avec une couleur rougeâtre visible à tous les yeux. Trois pantalons ont été déjà perdus. Pour supprimer une partie de cet inconvénient, le sieur M... a la précaution d'insérer en permanence une serviette autour de ses bourses, pour recevoir l'urine. Pantalon et serviette imbibés d'urine laissent échapper des émanations dont les inconvénients n'ont pas besoin d'être spécifiés. L'incontinence dure dans la nuit aussi bien que dans le jour. Pour protéger la literie, un urinoir est mis en permanence, qui reçoit le liquide, même sans la volonté du malade. De là, nécessité pour sa femme de se lever, de temps en temps, pour vider le vase. L'urine est d'autant plus abondante que cette incontinence est accompagnée d'une soif ardente, comme s'il était question de diabète. Un examen approprié a fait disparaître cette supposition. Il n'y a là qu'une paralysie de la vessie et de son sphincter. C'est donc la moelle épinière qui est en cause. De là l'application des idées de Brown-Sequard, pour fortifier, comme on l'a vu, l'organe nerveux central.

Traitement et résultats. — Pendant dix jours, sans interruption, et particulièrement sur les régions fessières, j'ai fait des injections orchitiques, et cela malgré les jérémiades du malade qui trouvait une espèce de satisfaction à se plaindre sans motif sérieux. il avait de plus des exigences déraisonnables pour la rapidité de son amélioration, malgré la date ancienne de son mal.

Au bout de ces dix injections, le malade était arrivé à pouvoir se débarrasser de la serviette dont j'ai parlé un peu plus haut, et à diriger, dans la journée, sa miction, de façon à pouvoir se rendre dans les urinoirs publics, au moment des besoins, sans mouiller son pantalon; aussi le soir, quand il rentrait chez lui, ce vêtement était-il à peu près sec.

L'amélioration pour la nuit n'a pas été aussi sensible. Le sieur M..., grâce au caractère dont j'ai parlé plus haut, et surtout aussi grâce au besoin d'économiser ses ressources, a voulu suspendre le traitement. Je l'ai quitté avec la conviction que j'aurais pu obtenir un résultat plus prononcé.

A l'évidence et à la persistance de l'amélioration, qui pouvait faire luire l'espoir de la guérison, ayant succédé la possibilité de faire la dépense nécessaire à la continuation du traitement, il y eut une nouvelle série de huit injections quotidiennes, mais à dose de trois grammes au lieu de deux. Le mieux se transforma en guérison et mon incontinent n'avait presque plus de soucis du côté des urines. Ne fallait-il pas redouter le retour de la faiblesse vésicale ? Certainement oui. La sénilité s'accentuant de plus en plus, ses effets devaient également s'accentuer fatalement, et de là l'obligation éventuelle de revenir, de temps en temps, au traitement. C'est la loi promulguée par Brown-Sequard pour les cas où la sénilité est en jeu.

Mais malheureusement la possibilité de cette éventualité ne s'est pas présentée pour mon vieillard. A peine avais-je clôturé, provisoirement, les injections, qu'un érysipèle de la face compliqué de délire a soustrait mon malade à ma sollicitude. Cette affection aiguë était arrivée à la suite d'une barbe fraîchement faite par un temps inclément.

Cette terminaison fatale peut-elle m'enlever le droit de proclamer ici l'efficacité de la méthode sur l'incontinence urinaire d'origine sénile ? Non. Elle est d'ailleurs déjà prouvée par d'autres faits que relate mon opuscule. On le verra surtout dans l'observation suivante.

OBSERVATION XIV

**Incontinence d'urine d'origine sénile. — Guérison.
Soixante-treize ans et demi.**

INTRODUCTION.

La logique, à l'empire de laquelle je cherche toujours
à me soumettre, autant que possible, aurait exigé
que le fait médical traité dans l'observation XIV, eût
fait partie intégrante de l'observation II. Il s'y agit, en
effet, d'un même phénomène morbide, confondu au
milieu de plusieurs autres, chez le sujet de l'observation II. Voici les quelques mots qui lui ont été consacrés dans cette dernière : « Inertie vésicale plus prononcée que jamais, avec difficulté à garder longtemps
les urines et à les retenir, quand arrive le moment de
les rendre. »

Ces lignes étaient écrites en octobre 1897. Depuis cette
date, l'amélioration du côté de la puissance vésicale
avait suivi l'amélioration de tous les autres phénomènes
séniles, en sorte que la fonction de la miction était
redevenue régulière, sauf, néanmoins, une certaine
diminution dans la force de projection. En un mot, la
moelle épinière avait récupéré une grande partie de
sa puissance sur le réservoir urinaire.

En vertu des principes posés par Brown-Sequard,
dans l'application de sa méthode à la sénilité, le
sieur X... aurait dû se soumettre, de temps en temps,
au même traitement. Le délinquant a été puni pour

avoir violé cette loi de la physiologie séquardothérapienne. C'est ce qui explique la rédaction présente
ajoutée à l'observation II, pour ce qui regarde la
perturbation, relativement grave, des fonctions urinaires.

Je n'ai donc pas à revenir à la citation des antécédents héréditaires du sieur X...

État pathologique et physiologique actuel. — Les
fonctions vésicales ont cessé, en décembre, d'être à peu
près régulières, et peu à peu, est arrivé le summum de
leur irrégularité. C'est à partir du 2 janvier 1898 que ce
summum a éclaté. L'urine sort de son réservoir, à
l'insu de la volonté, fréquemment, tantôt par écoulements goutte par goutte, tantôt par écoulements abon-
dants. Les vêtements intimes, chemise, caleçon, en
sont transpercés, sur une large surface, beaucoup plus
dans la journée que dans la nuit. On doit comprendre
que l'odorat est également averti de ce désordre, même
à une certaine distance. Pour obéir à des besoins aussi
impérieux que capricieux, le sieur X..., hors de chez
lui, ne peut ni attendre les moments propices pour les
satisfaire, ni se rendre assez à temps aux lieux publics
désignés par la sollicitude de l'Administration. C'est
surtout dans la soirée, lorsque les convenances sociales
ne s'y opposent plus, que le sieur X... a un moins
grand souci, en satisfaisant les besoins urgents, dans
un endroit quelconque. Or, dans deux de ces circonstances, des agents, déraisonnablement tracassiers
pour l'application stricte d'un texte de règlement, ont
constaté une contravention qui n'était nullement
nuisible ni aux convenances ni à la salubrité publiques. Mais leur chef, plus judicieux dans son appréciation, a supprimé leur trop sévère procès-verbal.

Nous venons de décrire le mal ; décrivons le remède.

Traitement et résultats. — Une injection orchitique
a été faite chaque jour, sans interruption, avec le plus

grand succès, au point qu'au bout de dix jours, le réservoir irrégulier avait récupéré toute sa régularité, soit pour garder assez longtemps le liquide que lui envoyaient les deux reins, soit pour l'expulser à temps avec une force de projection suffisante, sans être trop lent dans son parcours.

Comme la technique appliquée à cette deuxième phase de la faiblesse vésicale, chez le sieur X..., n'est pas complètement la même que la technique appliquée à la première, je vais faire suivre l'observation XIV d'une annexe où interviendront des détails intéressants, dont quelques-uns sont à la rigueur étrangers à l'observation elle-même.

ANNEXE V

Préparation séquardothérapienne sans filtration par bougie, sans nocuité et supérieure en efficacité à toute autre [1].

Cette annexe est placée ici pour deux raisons : premièrement, parce que l'émulsion orchitique employée pour le cas de l'observation XIV, a été préparée d'une façon distincte de la préparation de l'émulsion employée dans les autres; deuxièmement, parce que la dose des injections y a dépassé la moyenne ordinaire.

I. — Depuis déjà plusieurs années, l'usage a prévalu d'employer l'émulsion orchitique stérilisée au moyen de la bougie d'Arsonval. Dès l'origine de la méthode, son créateur s'était peu préoccupé de la stérilisation parfaite du liquide orchitique. Il craignait, sans doute, qu'en le filtrant trop exactement, il ne lui fît perdre une partie de ses éléments curatifs. De là, certains inconvénients, survenus, chez l'expérimentateur, aux endroits de la peau où se faisaient les injections de ce liquide testiculaire non entièrement stérilisé. Mais de là aussi une efficacité relativement supérieure. En d'autres termes, plus le produit organique se

---

[1] Un pharmacien distingué de Bordeaux, M. Bazin, d'une notoriété très justifiée en produits physiologiques de toute espèce, me fournit la préparation dont il est question dans cette annexe. Le savant et habile praticien est autorisé ministériellement à débiter ces produits. Il lui en est demandé, même des pays étrangers les plus éloignés.

rapproche de l'état naturel, mais en étant rapidement employé, plus son efficacité est prononcée et est promptement constatée.

D'Arsonval s'est proposé, plus tard, deux buts : celui d'enlever au liquide tous les ferments qui sont étrangers à son efficacité, et celui de lui enlever, également, par une solution saline (chlorure de sodium à 5 °/o), toute action irritante sur les tissus sous-cutanés.

Mais on a constaté que le filtre d'Arsonval, ou tout autre similaire, faisait perdre au liquide ainsi stérilisé une partie de son action.

Convaincu de cette perte regrettable, un savant et habile préparateur de Bordeaux s'est mis à fournir, sur commande, des émulsions orchitiques filtrées autrement que par la bougie. Pour le traitement du malade dont il est question dans l'observation XIV, je m'en suis procuré. Après emploi heureux, je dois avouer, pour rendre témoignage à la vérité scientifique, que son émulsion n'a provoqué aucun accident local, pas même la moindre douleur sérieuse, et que surtout, son efficacité a été aussi rapide que certaine. Il est vrai que son mode de préparation lui est en grande partie spécial.

Je ne veux pas en rester là, sur cette question si importante, en séquardothérapie pratique, de la supériorité d'une préparation orchitique aussi fraîche que possible et filtrée autrement que par la bougie d'Arsonval ou toute autre similaire, accusée, à juste titre, par d'autres que par moi, de dépouiller cette préparation d'une partie de ses principes efficaces, et de l'appauvrir ainsi dans sa richesse curative.

L'observation XIV, en plus du succès rapide qu'elle prouve sur l'incontinence d'urine d'origine sénile, par la préparation du pharmacien bordelais, peut encore mettre en évidence un égal succès sur l'organisme sénile tout entier. Voici les arguments que je citerai, au risque de paraître fastidieux en répétitions : départ des rides du visage; retour d'un teint juvénile; augmentation de la vigueur cérébrale pour les travaux de cabinet (prolongés souvent jusqu'à une heure très avancée de la nuit); invigoration médullaire pour la locomotion (courses fréquentes, sans fatigue, à trois ou quatre kilomètres du domicile, etc.); tonification stomacale pour l'appétence et la diligence de la digestion (banquets fréquents de sociétés et corporations). Enfin, on voudra bien accepter une affirmation ultime : réveil, par deux fois, dans l'espace de dix jours, du sens génital endormi depuis déjà quelque temps, sommeil qui n'excitait, d'ailleurs, il est vrai, aucun regret, et réveil qui n'était pas utilisé, d'autre part, par prudence et par d'autres motifs. Le bénéficiant savait, en effet, que la sécrétion testiculaire était un tonique pour l'organisme, quand elle était abandonnée uniquement à la résorption intracellulaire. Il s'était aussi résigné à la retraite sénile, en se voyant débarrassé physiologiquement et même moralement, par elle, de besoins dont la satisfaction est achetée souvent bien cher, à beaucoup de points de vue. Qu'on lise, sous ce rapport, ma dissertation ayant pour titre : *Morale et fonctions sexuelles.*

II. — J'ai dit que la dose employée était supérieure à la dose ordinaire. En effet, dans le traitement actuel, elle a été doublée chaque fois, c'est-à-dire qu'elle a dépassé quatre grammes, et cela au profit de son efficacité, comme je viens de le déclarer. Je dirai aussi que l'exagération de la dose, sans avoir provoqué d'inconvénient, a produit, néanmoins, parfois, un ensemble de phénomènes physiologiques : chaleur à la peau, quelques lourdeurs de tête, une légère agitation dans le sommeil, et comme un peu d'ébriété intellectuelle, morale et physique, semblable à celle qui provient du champagne. Phénomènes physiologiques auxquels j'ai proposé, comme on l'a vu, de donner le nom d'orchitisme, qui correspondrait dans ma pensée, au point de vue étymologique, au mot thyroïdisme. On voudra bien encore excuser cette tentative de néologisme. A toute science nouvelle, ne faut-il pas un langage nouveau, comme je l'ai dit, non seulement pour exprimer des idées exactes, mais encore pour plaire aux hommes de goût? Toute jeune épouse, qui veut s'attacher son époux, doit soigner sa toilette : or, la toilette d'une science, n'est-ce pas son langage?

OBSERVATION XV

Ictus à forme hémiplégique gauche incomplète avec incontinence chronique d'urine, et guérison des deux après six injections quotidiennes à haute dose. — Soixante-cinq ans.

Antécédents pathologiques. — A vingt-un ans, fièvre typhoïde; à cinquante-deux ans, œdème des membres inférieurs par cause que je ne puis découvrir; séjour de deux mois à l'hôpital; guérison; à cinquante-cinq ans, chute d'une charrette avec plaie considérable de la face; séjour au même hôpital. Entre 1880 et 1897, série de bronchites catarrhales presque chroniques traitées par moi. En octobre 1897, premier ictus à forme hémiplégique légère, gauche, plus prononcée aux membres supérieurs qu'aux membres inférieurs. Traitement par la strychnine. Guérison après vingt-un jours. En novembre dernier, deuxième ictus toujours à gauche, à forme plus convulsive que paralytique, surtout aux membres supérieurs. Traitement par le bromure de potassium. Guérison après quinze jours. Au 2 janvier 1898, troisième ictus hémiplégique à forme paralytique plus prononcée, qui fait l'objet de la présente observation.

État physiologique. — Sieur C..., né en 1833, à Nay, canton des Basses-Pyrénées; dispensé du service militaire comme fils de veuve; habitant Bordeaux depuis trente ans, d'abord comme journalier, puis comme balayeur de nuit; depuis deux ans dans le service municipal, à deux francs par jour; marié à une ouvrière des tabacs gagnant également deux francs par jour. Instruction nulle, mais intelligence suffisante pouvant suppléer à cette nullité dans sa position sociale. Hygiène convenable pour l'alimentation et le logement. Caractère porté à la joyeuseté, malgré les éventualités parfois fâcheuses inséparables de sa situation.

Stigmates caractéristiques de la sénilité : amaigrissement général surtout à la face ; peau flasque aux régions charnues, particulièrement aux fesses ; joues excavées, ridées et parcheminées ; faiblesse musculaire assez prononcée pour rendre lente la marche et difficile tout travail un peu pénible ; les membres supérieurs restant, néanmoins, assez robustes pour tenir fermement et manœuvrer assez vigoureusement les instruments du balayage, vu le peu d'exigences en ardeur et en vigueur pour un travail où l'Administration publique est aussi douce que possible, et pour une besogne nocturne imposée par elle à un personnel aussi misérable physiologiquement que moralement.

État pathologique actuel. — Je prends le sieur C..., au moment où il est surpris par le troisième des ictus dont il a été question parmi ses antécédents pathologiques ; les deux premiers survenus au milieu de son travail, c'est-à-dire, de minuit à quatre heures du matin, mais l'autre en plein jour. Jouant aux cartes, dans la soirée, au milieu d'un groupe de voisins, compagnons de balayage pour la plupart, il est frappé, tout à coup, de faiblesse dans tout le côté gauche ; étant dans l'impossibilité de se mouvoir, il fut porté dans son logement situé au rez-de-chaussée d'une cour assez vaste, et étendu sur son lit.

Je vis l'hémiplégique le lendemain, et voici l'état dans lequel je le trouvai :

Cerveau. — Maintien normal de l'intelligence, du moral, de la vision et de l'audition ; néanmoins, un peu d'embarras dans la parole.

Membre thoracique gauche. — Diminution dans la sensibilité cutanée, qui se prolonge jusque sur la moitié de la face correspondante; fourmillements dans les doigts; diminution dans la force de pression de la main; impossibilité de lever le bras vers la tête et vers l'épaule droite, si ce n'est avec une lenteur extrême, le membre pourtant ne tombant pas automatiquement sur le lit; par conséquent, impossibilité de se servir de ce membre pour soulever seul son corps et pour le déplacer sur un côté quelconque, pour soutenir sans appui les vases qui renferment les liquides alimentaires qu'il doit avaler.

Membre abdominal gauche. — Même insensibilité cutanée et même faiblesse musculaire, sauf à un degré moindre. Ainsi la jambe peut se soulever encore un peu au dessus de la literie, mais il ne peut exécuter les mouvements qui doivent déplacer le corps en entier.

Mis sur le bord du lit par des bras étrangers, le sieur C... ne peut y rester dans la situation verticale qu'en s'appuyant sur ce bord, et il ne peut faire quelques pas qu'avec un appui solide. Il va sans dire que pour reprendre sa position horizontale sur le lit, des bras vigoureux doivent le saisir et lui donner la situation qu'on désire.

Voies urinaires. — Pour être complet, je ne dois pas oublier d'insister sur une faiblesse presque absolue dans les organes urinaires.

Ici je suis obligé de revenir un peu sur les antécédents pathologiques. A partir de la deuxième crise d'ictus dont il a été question plus haut, les organes génito-urinaires avaient perdu de leur énergie. La vessie ne pouvait plus garder les urines au delà d'un temps très court. Le sieur C... les perdait même à l'insu de sa volonté; ce qui constituait pour lui une grande incommodité, dans le jour comme dans la nuit. Il ne m'en avait jamais parlé, dans les occasions fréquentes où il avait eu recours à moi. Dans les circonstances présentes, j'ai appris qu'il avait fréquenté une de ces cliniques qu'une espèce de socialisme médical a ouvertes gratuitement, dans nos murs, au profit du public, presque sans distinction de la blouse ou de la redingote, de la casquette ou du chapeau à haute forme, où des praticiens sont inspirés souvent par tout autre mobile que celui de la philanthropie sincère. Le résultat de la consultation donnée fut que la faiblesse vésicale était purement nerveuse, et qu'en dehors d'un traitement nerveux général, il n'y avait rien à faire. L'incontinent urinaire en resta donc là. Je le prends dans cette situation d'un infirme éconduit par des praticiens.

A la suite du troisième ictus, la paresse vésicale avait progressé; les urines coulaient presque constamment sur la literie et dans les pantalons. Nous verrons plus bas les effets très satisfaisants retirés de la séquardothérapie orchitique, dans la paralysie spéciale au réservoir urinaire.

Traitement et résultats. — Six injections quotidiennes d'émulsion orchitique ont été faites, à la dose de trois grammes chaque, en divers endroits de l'abdomen et sur la région fessière, et cela sans aucun accident local, ni aucune plainte du malade qui s'est prêté à la manœuvre avec la plus grande docilité. Dois-je négliger de dire que la plupart de ses voisins ont été témoins, à la fois, de l'accident morbide, du traitement appliqué et des résultats obtenus ? Cette circonstance est importante à noter, pour réunir tous les éléments d'authenticité qu'exige la véracité du drame séquardothérapien livré à l'appréciation des hommes de science les plus exigeants en besoin et garanties de détails et les plus difficiles en philosophie d'interprétation.

Si je suis entré dans les minutieux éléments de la description pathologique, c'était pour être concis en parlant de la disparition détaillée de tous les symptômes, en sorte qu'en citant les résultats du traitement, je n'aurais qu'à donner cette phrase succincte : tous les symptômes ont disparu, dans l'espace de six jours, et même, dans les premières quarante-huit heures, l'amélioration a été très voisine de la guérison. Si je ne craignais de provoquer une exclamation négative, j'affirmerais que cette amélioration se fit sentir, même quelques instants après la première injection, de façon à exciter une véritable stupéfaction dans le groupe dont j'ai parlé plus haut.

Six jours après la cessation des injections, le malade donna une preuve bien évidente du retour de sa force locomotrice, en plus de l'amélioration générale que tous ceux qui l'avoisinaient pouvaient lire sur tout son extérieur, mais principalement sur son visage. Il put faire près de trois kilomètres, pour aller voir son pharmacien qui lui portait beaucoup d'intérêt. Celui-ci, qui avait entendu parler et de l'accident médical et du traitement, put juger beaucoup mieux, par ses yeux que par ses oreilles, des résultats obtenus.

Si on veut bien me permettre de faire ici un peu de littérature, au profit de mes lecteurs aussi lettrés que savants, je leur citerai les vers où Horace déclare que ce que l'on voit touche plus vivement l'esprit que ce que l'on entend :

> Segnius irritant animos demissa per aurem,
> Quam quæ sunt oculis subjecta fidelibus...

Interprétation. — Comment expliquer l'efficacité, si étonnante par sa rapidité, du traitement séquardothérapien employé dans le cas présent ? Y a-t-il eu auto-suggestion ? Je ne perdrai pas un espace dispendieux pour moi à prouver le contraire. D'ailleurs, cette thèse a été victorieusement soutenue dans ma dissertation spéciale. Y a-t-il eu une guérison justiciable de la résistance vitale? C'est ici l'objection la plus sérieuse. Un jeune et brillant professeur, agrégé de notre Faculté de Médecine, à qui je racontais mon fait, en présence du savant et habile préparateur de mes substances séquardiennes, m'a objecté très sérieusement la possibilité d'une spontanéité naturelle de cette guérison. Je lui ai répondu par un passage tiré de l'observation personnelle de Brown-Sequard, et que je cite textuellement, pour m'appuyer sur une autorité non discutable :

« M. Bouchard ayant été obligé de le quitter (Brown-Sequard) il était soigné par le Dʳ Frémy qui, le trouvant mourant, voulut bien lui faire une injection de deux grammes d'un liquide testiculaire très fort, préparé tout exprès, quelques jours avant, par M. d'Arsonval. Deux heures après l'injection, tous les phénomènes morbides dépendant du bulbe, ainsi que la contraction rhumatismale des muscles respiratoires, disparurent complètement et ne se sont plus remontrés depuis lors. » J'engage le lecteur à lire le reste du passage, dans l'observation I.

Je pourrais rappeler que la même rapidité en mieux est constatée dans l'observation XII.

Je n'en dis pas davantage, pour réfuter mon honorable et savant contradicteur.

J'ai promis de faire connaître le syndicat professionnel auquel appartient le sieur C... L'annexe V va le faire.

ANNEXE V

Du Syndicat des balayeurs municipaux à Bordeaux.
Sa composition numérique et sociale.

On a vu dans l'observation XV que l'hémiplégique
dont il y était question appartenait au Syndicat des
balayeurs de la ville de Bordeaux. C'est à la création
de ce groupe d'humbles fonctionnaires municipaux et
à son parfait fonctionnement nocturne, pendant que
les habitants de la cité se livrent aux douceurs du
sommeil, que celle-ci doit le parfait nettoyage de ses
rues et de ses places publiques. Les membres de cette
bien modeste corporation, à l'exemple de tant d'autres
placées bien plus haut sur l'échelle sociale, ont eu
l'idée de se réunir en Syndicat, pour défendre, eux
aussi, leurs intérêts.

L'existence de ce Syndicat, digne d'ailleurs de sympathie aux yeux de tous, m'a suggéré l'idée de lui
consacrer une dissertation spéciale, à la suite de
l'observation dans laquelle j'ai traité un de ses membres avec un succès complet.

INTRODUCTION.

Avant de présenter quelques considérations générales sur la réapparition récente des institutions
professionnelles, dans nos mœurs actuelles, je crois
devoir faire une espèce de profession de foi politico-
sociale.

Je commence par déclarer que parmi les ardents sagement et pacifiquement inspirés, je suis, autant que qui que ce soit, voué à la marche en avant, pour satisfaire, de plus en plus et de mieux en mieux, nos besoins politico-sociaux modernes ou parfois simplement modernisés, et cela par les moyens pacifiquement possibles. Mais je ne cacherai pas non plus ma sincère approbation, quand les ingénieurs politiques qui veulent nous gouverner ou qui nous gouvernent, font faire au train machine en arrière, vers les institutions utiles que le cyclone révolutionnaire a balayées sur son chemin, il y a plus d'un siècle, institutions qu'une expérience trop longtemps tentée nous donne le droit de regretter. Ces réflexions visent tout particulièrement les anciennes corporations ou corps de métiers. Des abus ou des usages surannés exigeaient bien leur modification. Mais Turgot qui, le premier, avait jeté dans le cadre des réformes la formule absolue du *travail libre*, n'avait pas prévu les conséquences désastreuses qui devaient en surgir, pour les classes ouvrières, par suite de la disparition subite et complète d'institutions qui, jusqu'avant 1789, les avaient protégées contre les exploitations de tout ordre. Leurs associations professionnelles disparaissant radicalement, il n'est resté dans notre société française, sous prétexte d'évolution nécessaire, que l'individu et le capitaliste, c'est-à-dire, que l'isolement en face de l'accaparement.

Ces considérations générales sont destinées à l'approbation de la loi assez récente qui a détruit une partie des obstacles légaux ou administratifs à l'existence et au fonctionnement quoique incomplet des groupements professionnels. Je me sers comme de transition pour parler du Syndicat des balayeurs de la ville de Bordeaux, sous un double point de vue désigné plus bas.

COMPOSITION NUMÉRIQUE ET SOCIALE DU PERSONNEL
DU SYNDICAT DES BALAYEURS A BORDEAUX

Composition numérique. — Le personnel du balayage public, dans notre ville, est très intéressant à connaître et très instructif à étudier. La faveur d'y être admis, car il y a véritable faveur, comme il le sera prouvé plus bas, est aussi recherchée que celle d'être admis dans le personnel d'une importance supérieure quelconque de nos divers établissements municipaux, vu le nombre des candidats qui sollicitent ce poste si infime. On sera, en effet, stupéfait de savoir qu'il y a près de quatre mille demandes inscrites sur les registres du service du balayage. L'adjoint qui y est préposé tient lui-même entre ses mains quarante pétitions apostillées, mais auxquelles il ne peut pas ou ne veut pas donner suite, dit-il, pour ne pas faire de jaloux, et pour démontrer aussi sans doute l'égalité de tout citoyen devant une administration élue par la véritable démocratie. Aussi nos journaux, dans ces derniers temps, ont-ils reçu une communication, pour prévenir que toute nouvelle demande de balayeur serait rejetée : les vides, par décès ou par toute autre cause, ne pouvant pas, avant un très grand nombre d'années, satisfaire aux anciennes demandes.

Pour faire comprendre la surabondance encombrante des solliciteurs, il faut savoir que le nombre des bien modestes fonctionnaires nécessaires pour ce service n'est et ne peut être que de cent quatre-vingts environ : cent quarante du *côté des cavaliers* et quarante du *côté des dames*. Voilà pour la composition numérique.

Voyons maintenant la composition sociale.

Composition sociale. — Par composition sociale du

personnel, je comprends la désignation des milieux sociaux où il se recrute. Une grande partie est composée d'individus sans culture intellectuelle ou bien n'ayant qu'une culture presque voisine de zéro. J'avoue que si ce nombre n'est pas la majorité, il s'en approche beaucoup. Les individus qu'il englobe sont voués fatalement à un travail purement matériel ou grossier, quelquefois physiquement ou moralement répugnant ; ce double caractère se trouve à son maximum dans un balayage public. L'autre nombre est un refuge extrême à la culture plus ou moins soignée, moyenne et parfois même supérieure, des individus que des malheurs irréparables, mérités ou non, que des échecs subis dans la lutte si dramatique de nos jours pour l'existence, ont fait passer sous les fourches caudines des défaites humiliantes. A ces situations on pourrait appliquer l'expression si connue de Montesquieu dans ses études sur l'histoire romaine : « grandeur et décadence ».

Au moment où j'écris ces lignes, il m'arrive de constater un fait qui cadre très bien avec ce passage sur la composition sociale du personnel de notre Syndicat du balayage, et je ne peux résister à la satisfaction de le narrer ici, parce qu'il peut, comme tant d'autres, contribuer à jeter une vive lumière sur nos mœurs sociales de la fin du dix-neuvième siècle. Lecteurs qui m'honorez de votre patiente lecture, soit pour m'approuver, soit pour me critiquer, apprenez cet épisode :

Je donne actuellement mes soins à un ancien maître coiffeur qui mériterait d'être dit *révoqué*, suivant l'expression dont je parlerai plus loin. Il m'a honoré de sa confiance, depuis plus de trente ans, et sa fidélité lui attire toute ma sollicitude professionnelle. Les années et les événements de sa vie ont fortement endommagé son ancienne position restée longtemps

suffisamment sortable pour un confrère de Figaro.
Mais peu à peu, vu son âge, ses clients ont quitté et
lui-même a dû quitter sa boutique devenue insuffi-
samment rémunératrice. Quoique muni d'une certaine
instruction relevée encore par une certaine éducation
qu'il avait acquise en *frisant*, avec ou sans calembour,
des clients souvent plus bourgeois qu'artisans, il n'a
pu trouver d'occupation compatible avec ses aptitudes
et surtout répondant à ses besoins, et cela malgré des
tentatives nombreuses.

Aussi, notre Figaro bordelais pensa-t-il un moment
à mettre entre ses mains, à la place du rasoir, instrument de travail professionnel, le revolver, l'instrument de mort si fréquemment employé de nos
jours pour sortir noblement, dit-on, ou de la misère,
ou de la souffrance, ou du déshonneur? Mais le rêve
du Syndicat de balayage municipal fit heureusement
éclipser le fantôme du suicide qui hantait, de temps
en temps, notre artiste en coiffure. Sous l'influence de
cette impulsion salutaire, il se présenta dans le cabinet
de l'édile préposé au nettoiement public. Avouons que
l'audience fut aussi courtoise que démocratique, et que
l'eau bénite de cour fut même très abondante. Mais
se présenta, comme obstacle imprévu, la liasse des
quarante demandes adressées antérieurement à la
personnalité même de l'Adjoint et celle des quatre
mille couchées sur le registre du service : obstacle,
hélas! bien long à disparaître ! Lorsque notre Garonne
aura pu modifier son cours, comme cela est arrivé
avec les siècles, peut-être que chacun des solliciteurs
aura vu son tour arriver. L'égalité prétendue acquise
des citoyens devant les faveurs administratives
n'impose-t-elle pas cette patience ?

La conclusion à tirer de cette tirade, humoristique
peut-être, c'est qu'à la veille du vingtième siècle, chez
nous, l'ambition prend toutes les formes et toutes les

proportions. Des degrés sublimes, elle descend parfois aux degrés infimes de notre échelle sociale. Est-ce un commencement de réalisation pour le programme promis du nivellement social complet?

Mais revenons à nos moutons, que certains me reprocheront, probablement, d'avoir trop longtemps délaissés. Pour les autres lecteurs, je les remercierai de leur plus bienveillante interprétation sur ma digression.

Il est un groupe spécial, que le langage des balayeurs bordelais désigne par la dénomination pittoresque de *révoqués;* il comprend une subdivision exigée par les sexes : *côté des cavaliers* et *côté des dames.* Il me semble, en effet, que chaque escouade de travailleurs et de travailleuses, composée de quatorze à quinze individus, chacune munie d'un tombereau avec son tombelier, peut être comparée comme à une espèce d'orchestre dont la musique, monotone, il est vrai, serait conduite par le chef d'équipe. Cette musique nocturne résulterait du bruit des balais et des raclettes résonnant au milieu du silence de la cité, diversifié par un caquetage bruyant et parfois indocile à son chef d'orchestre. Quel est le Bordelais qui, attardé, entre une heure et quatre heures du matin, sur la voie publique, n'a pas entendu, dans le lointain, cet étrange concert résultant du nettoyage nocturne des voies publiques qui fournit pour le jour au bourgeois, à son insu, des chaussées et des trottoirs irréprochables au point de vue de la propreté?

Voyons les éléments sexuels du Syndicat.

Côté des cavaliers. — C'est celle des deux sections qui fournit le plus de bras au balai ou à la raclette et où se trouve surtout la catégorie des *révoqués*, expression agrémentée de railleries et d'épigrammes, employée par les syndiqués, pour désigner ceux d'entre eux qui sont descendus si bas d'une des professions plus ou moins élevées.

Cette catégorie a sa parallèle dans le personnel des chiffonniers de Paris, où quelques-uns des nomades également nocturnes, se distinguant de leurs confrères par leur culture intellectuelle, n'ont pas été trop déplacés, lors d'une fête professionnelle et corporative, à côté de hauts employés de l'Administration qui y avaient été invités. N'ont-ils pas pu, sans trop de discordance, porter des toasts élégamment tournés, au moment du champagne?

On a vu dernièrement le Syndicat du balai bordelais reproduire, en partie, la fête du Syndicat de la hotte parisienne.

Je donnerai le summum de la décadence sociale de quelques-uns de nos balayeurs locaux, en disant que parmi les *révoqués*, les camarades ont constaté la présence d'un personnage un peu mystérieux, et dont je suis obligé de taire l'origine sociale, par respect pour le corps respectable qu'il fut obligé de déserter dans le temps.

Pour mieux préciser la caractéristique fédérative du groupe desdits *révoqués*, je dirai qu'il a voulu, lui aussi, jouer un rôle politique, dans nos dernières élections municipales, et cela avec un certain succès. L'un d'eux, que j'ai connu, prit en main le patronage d'une liste de candidats et, pour une part non à dédaigner, contribua à son triomphe, en faisant voter ses camarades. Il voulait les venger du refus que les édiles à remplacer avaient opposé à certaines de leurs réclamations, d'ailleurs légitimes. « Nous, disait-il à ses compagnons du balai nocturne, nous qui sommes chargés de nettoyer par le balai les rues de notre ville, tâchons de nettoyer par le bulletin électoral les appartements de notre Hôtel de Ville : chassons-en des occupants antipathiques. » On a souvent besoin d'un plus petit que soi. Le fabuliste ne l'avait-il pas déjà dit, bien avant qu'il y eût des superbes obligés de descendre vers des humbles, pour mendier leurs votes ? Je ne dois pas négliger de dire qu'après le triomphe de la liste patronnée par eux, les revendications de ces électeurs, de valeur électorale imprudemment méprisée, ont eu gain de cause.

Je crois avoir fait suffisamment connaître la composition sociale du groupe des balayeurs du sexe fort. Voyons maintenant celle des balayeurs du sexe faible.

Côté des dames. — Un groupe de quarante individus, ayant appartenu au beau sexe, complète le personnel du Syndicat.

Voici quelle est, en ce moment, l'origine sociale des pauvres filles d'Ève la blonde préposées à la propreté municipale : vieilles femmes, ayant encore mari, mais obligées d'augmenter les modiques ressources de la communauté conjugale ; vieilles veuves ayant enfants, mais enfants qui ne veulent ou ne peuvent secourir leur mère ; vieilles veuves sans enfants que ne veulent ou ne peuvent admettre nos établissements hospitaliers ; vieilles célibataires, volontaires ou non, actuellement incapables d'un travail quelconque un peu rémunérateur ; enfin, autre série de célibataires, anciennes cigales ayant chanté pendant les étés de leur vie, sans avoir imité la prévoyance de la fourmi. Quelques-unes d'entre elles, malgré leur décadence physique, paraissent, d'après ce qui m'a été dit, n'avoir pas complètement renoncé à leur ancienne profession de femme galante. Malgré les rides de leur visage et la patte d'oie de leurs tempes, malgré la misère physiologique de leur chevelure et de leur dentition, malgré l'aspect squelettique de leurs mains et presque la voussure de leur corps, elles chercheraient encore à lancer quelques-unes de leurs anciennes flèches vers le cœur de leur chef d'équipe. Au clair de la lune, mais surtout au travers des brouillards qui cachent Hécate aux regards de leurs collaborateurs et collaboratrices, il arriverait parfois qu'un couple amoureux se retire, d'une façon mystérieuse, au milieu des sourires de l'équipe. « Chassez le naturel par la fourche, a dit Horace, il revient au galop. » On pourrait dire qu'ici il revient aussi grâce au balai.

Terminons ma tirade, humoristique peut-être, par quelques exclamations. Qu'il doit en cuire à cés Aspasies de bas étage de tenir dans leurs mains un instrument grossier et quelquefois nauséabond, à la place d'un instrument gracieux de ventilation, de renfermer leurs pieds dans une dure et grossière chaussure de bois, au lieu d'une bottine élégante et légère, d'être réduites à une chevelure rare et plus que négligée, à la place d'une chevelure autrefois luxuriante et parfumée. Grandeur et décadence ici, comme je l'ai dit ailleurs!

Si la vertu n'est pas toujours récompensée, ce qui lui est opposé n'est-il pas souvent puni ?

Je crois avoir convenablement rempli ma thèse sur la double composition numérique et sociale du personnel du Syndicat des balayeurs bordelais. Mes lecteurs en seront-ils réciproquement convaincus?

ANNEXE VI (aux Observations XVI et XVII)

Considérations générales sur la neurasthénie et sur la foi en Séquardothérapie.

Il est admis par tous les gens compétents, médecins, hygiénistes, physiologistes, littérateurs de tout ordre, que notre fin de siècle est sous l'empire des nerfs, soit excités, soit déprimés, soit déséquilibrés, de toute. façon; en un mot que notre société est sous l'empire de la névropathie, comme notre industrie est sous l'empire de la vapeur et de l'électricité. Dans les divers états morbides de notre système nerveux, je ne veux viser ici que la dépression avec ses caractères pro-téiformes, synthétisée par le nom de neurasthénie que nous devons encore à la langue d'Hippocrate.

La neurasthénie, ou faiblesse nerveuse, une des trois principales manifestations de la névropathie, se présente sous diverses formes, suivant qu'elle se localise dans tel ou tel organe; forme cérébrale, forme médullaire, forme cardiaque, forme gastro-intestinale, forme sexuelle, forme vésico-urinaire, forme cutanée (névralgie d'origine extérieure).

Cet embranchement de l'arbre névropathique fournit de nombreux rameaux justiciables de la séquardothé-rapie, et si je n'étais pas circonscrit par la question d'âge, je pourrais ajouter aux deux cas qui vont suivre, plusieurs autres traités avec succès. Par exemple, celui d'une fille névropathe de vingt-cinq ans; celui d'un homme de trente-cinq, victime depuis huit ans d'une neurasthénie à forme névralgique erratique et d'une violence épouvantable, sans avoir pu en être débarrassé, ni même soulagé, par divers traitements essayés par plusieurs praticiens des plus notoires de notre ville. Ces succès et leurs pareils n'ont pourtant pas pu convertir à la nouvelle doctrine les saints Thomas de la médecine; ils ont persisté à fermer leurs yeux à l'évidence des faits. Pareillement l'immense majorité des habitants de Jérusalém ne restèrent-ils pas incrédules, quoique témoins des merveilles qui ont été narrées dans les termes suivants connus de tous : *Surdi audiunt, muti loquuntur, claudi ambulant, cæci vident, leprosi mundantur, mortui resurgunt?*

Non seulement les témoins ne voulurent pas croire, mais ils crucifièrent l'auteur de ces merveilles, et firent de leurs croyants des martyrs, c'est-à-dire des croyants sanctionnant leur témoignage par leur résignation à la souffrance et à la mort, ainsi que le signifie l'étymologie grecque du mot *martyr*. Les descendants de ce peuple, dispersés aujourd'hui au milieu des gentils, suivant leur expression, loin de leur berceau, y vivent en caste tout à fait à part, refusant de s'assimiler à leurs nouveaux compatriotes, fidèles à la plupart de leurs mœurs, y conservant leurs stigmates physiques et moraux, parmi lesquels domine l'adoration du veau d'or, souvenir perpétuel du séjour de quarante ans de leurs ancêtres dans le désert, dans l'attente de la Terre Promise. Comme ils attendent toujours encore l'arrivée du Messie qui doit les sauver, ne peut-on pas leur appliquer, pour dépeindre l'inanité de leurs espérances bibliques, le vers connu des lettrés :

Una salus victis nullam sperare salutem.

Je n'ai pu résister à l'attraction de cette vraie digression, motivée par des incidents tout récents inutiles à spécifier. Qu'on veuille bien m'en excuser. Quand éclate un incendie, toutes les cloches ne sont-elles pas admises à sonner le tocsin? Et tous les concours ne sont-ils pas acceptables pour un sauvetage, de quelque côté qu'ils accourent?

Le rapprochement que j'ai cru pouvoir établir, par une citation de textes connus de tous mes lecteurs, entre certains faits séquardothérapiens et certains faits évangéliques, me sera certainement imputé soit à inconvenance, soit à témérité par un grand nombre d'entre eux, soit enfin à prétention audacieuse et inopportune par la majorité du personnel scientifique.

Eh bien! lecteurs, je ne veux pas rester sous le coup d'un quelconque de ces griefs; je repousse la responsabilité d'une faute, si faute il y a, et je ne dirai pas, comme le héros virgilien : « C'est moi qui l'ai fait, moi ici présent; dirigez le fer contre moi. »

> Me, me, adsum qui feci; in me convertite ferrum.

Je ne réclame donc pas pour moi l'initiative d'un pareil rapprochement plus ou moins critiquable, entre des faits médicaux très curieux scientifiquement, vu leur nouveauté, et des faits évangéliques proposés religieusement à la conviction. J'en laisse la responsabilité à un homme de grande valeur scientifique, à un doyen éphémère de la Faculté de médecine de Paris, à l'éminent clinicien Bouillaud, créateur de la méthode également éphémère des *saignées coup sur coup*. Lecteurs, lisez-en le récit.

Un jour que nous étions, nous, ses élèves, autour du lit d'un malade, chez lequel sa méthode paraissait avoir fait merveille, se tournant vers nous, d'un air satisfait : « Messieurs, nous dit-il, si vous êtes étonnés de voir que ma médication rencontre tant d'incrédules, je vous rappellerai que les prodiges opérés par Jésus-

Christ lui-même n'ont pu convaincre qu'un petit nombre de ses contemporains, sur le théâtre où ils s'accomplirent. »

Cette phrase, paraissant consoler un novateur de la difficulté à être cru par ses contemporains, à l'occasion d'un fait purement sensoriel, s'est photographiée dans mes cellules cérébrales préposées à la mémoire, et y a laissé une empreinte tellement ineffaçable, qu'elle n'a pu être affaiblie par mille et mille autres de tout ordre et de toute intensité, qui, depuis plus de quarante-six ans, les ont envahies et occupées simultanément.

OBSERVATION XVI

Neurasthénie à forme névralgique erratique datant de vingt-cinq ans. — Guérison persistant de 1894 à 1898. — Homme de cinquante-neuf ans.

INTRODUCTION.

Je ne suis entré en campagne qu'avec une provision de douze observations, qui devaient constituer la seconde partie de ma publication, obligé que j'étais de circonscrire mon temps et ma dépense. De plus, j'avais résolu de me cantonner dans la sénilité normale, c'est-à-dire, celle après soixante ans. Mais, peu à peu, à mesure que je m'avançais avec mon médiocre contingent, je me suis laissé entraîner à la satisfaction de le grossir par un recrutement successif, qui, vers la fin de mon parcours, m'a mis en face de dix-huit, au lieu de douze observations; total, il est vrai, panaché ou agrémenté, si on veut bien me permettre cette expression un peu prétentieuse, par quelques annexes plus ou moins opportunes.

De plus, je me suis exposé au reproche d'avoir fraudé sur la question de l'âge de mon personnel. Car à mes seize vieillards vieux, j'ai joint deux vieillards jeunes. Cinquante-huit et cinquante-neuf ans, me suis-je dit, sont si voisins de soixante. Voilà comment j'ai été amené à mettre, dans mon groupe normalement sénile, l'observation XVI et l'observation XVII, groupe prématurément sénile.

Antécédents héréditaires. — Père gastralgique, mort à quarante-six ans par cause non connue de moi. Mère morte à quarante ans, par suite de couches, dit le fils.

Antécédents pathologiques personnels. — Depuis trente ans que je soigne le sieur M..., je n'ai eu à le traiter que pour des manifestations nerveuses plus ou moins accentuées et plus ou moins fréquentes, dont il va être question plus bas.

État physiologique, hygiénique et pathologique. — Sieur M..., né en 1836, au Mans, veuf depuis vingt ans; père de deux filles mariées, dont l'une, ouvrière, vit avec son mari près de son père; l'autre, institutrice, placée à Paris; ouvrier cordonnier coupeur, pendant vingt ans, retiré depuis dix ans comme ouvrier libre dans une petite maison dont il est propriétaire; confortable et hygiène convenables; taille au dessus de la moyenne; amaigrissement considérable; force musculaire médiocre; incurvation du corps en avant, pouvant être due au travail professionnel aussi bien qu'à la faiblesse musculaire de la région dorsolombaire; locomotion peu vigoureuse amenant vite la fatigue; lenteur de la marche, surtout de la marche ascendante; néanmoins, vivacité dans tous les mouvements; facies à pâleur livide avec rides prématurées; joues excavées; physionomie habituellement triste, mais parfois facilement souriante et un peu hébétée, quand on l'interroge; ouïe un peu dure; intelligence à peu près normale; tendance aux vertiges.

L'aspect général de tout le corps est donc celui d'une vieillesse prématurée, que font admettre les stigmates physiques et physiologiques décrits plus haut.

Pour éviter toute crainte d'insuffisance d'éléments utiles au diagnostic, je signalerai l'absence de toute lésion viscérale. Mais avant d'arriver aux troubles physiologiques que j'ai voulu combattre, je m'appesantirai sur les excitations génésiques qui ont tyrannisé le sieur M... pendant une période considérable de son existence matrimoniale et extra-matrimoniale, où il s'est adonné à des excès sexuels, auxquels, en étiologiste investigateur, je dois attribuer, en grande partie, la neurasthénie longue et tenace à laquelle j'ai donné aussi le qualificatif de névralgie erratique. Je vais en décrire les évolutions : crises de douleurs sévissant plus particulièrement dans la région dorso-lombaire, retentissant vers les membres supérieurs et se prolongeant jusqu'au crâne, lors des mouvements, au dedans et au dehors du lit. Dans la marche, y a-t-il secousse? y a-t-il choc contre un obstacle? La douleur fait explosion; de là une appréhension permanente, une réelle torture, une véritable épée de Damoclès suspendue sur sa tête, même pendant les périodes de calme; de là aussi une vraie misère physiologique. De plus, cette névrose le condamne à la privation d'une série de distractions que pourrait lui procurer une situation relativement très suffisante pour un ouvrier.

Traitement et résultats. — Je ne fatiguerai pas le lecteur en lui citant la série des médicaments nombreux et dispendieux qu'avait fournis l'ancien répertoire de la thérapeutique, et n'ayant donné qu'un soulagement d'une durée plus ou moins éphémère, le seul que j'ai pu obtenir pour mon client.

Dans cette situation désespérée, qui me faisait confler le retour d'un état moins mauvais à la bonne nature, confiance d'ailleurs très légitime, je songeai à utiliser la séquardothérapie. Abandonnant, par conséquent, les anciens rivages, j'abordai les nouveaux découverts par Brown-Sequard. Mon client monta avec moi dans ma barque avec plus de confiance que les matelots de Christophe Colomb après quelques jours de navigation sur la mer inconnue où leur chef persistait à les conduire.

Je n'entrerai pas dans les détails de la technique suivie avec succès, malgré mon récent noviciat. La dose et la fréquence des injections ont pu être pour moi, au début, des écueils à vaincre pour arriver au but; trente injections, dont quinze une par jour, et quinze à distance variable. L'obstacle de la dépense ne fut pas absolu, grâce au désintéressement que je mis au service d'un client de trente ans, simple petit rentier, qui s'était acquis ma sympathie par sa fidélité et sa docilité.

Les bons effets du traitement se traduisirent par la diminution progressive des douleurs presque fulgurantes, par le retour de la vigueur dans la locomotion, par la gaîté et la possession d'une vie débarrassée des inquiétudes antérieures. Au bout d'un certain nombre de jours, le sieur M... venait dans mon cabinet, sans ressentir de fatigue, bravant une distance à peu près de deux kilomètres, avec l'acquisition d'un teint physiologique disparu depuis de nombreuses années. En un mot, l'effacement de tout stigmate de sénilité; et toutes les personnes qui l'avaient connu le félicitaient sur son regain de jeunesse.

En février 1898, je voulus revoir mon ancien malade et prendre auprès de lui certains renseignements qu'il fallait me rémémorer, pour rédiger la présente observation. Cette visite de véritable contrôle ne fit que confirmer la persistance des bons effets de mon traitement.

OBSERVATION XVII

Neurasthénie à forme vertigineuse datant de quinze ans. — Guérison presque complète par six injections quotidiennes à haute dose. — Interruption prématurée du traitement. — Fille de cinquante-huit ans.

Antécédents pathologiques. — Sous le rapport pathologique, le passé de la fille C... n'est presque pas séparé du présent. L'un n'est distinct de l'autre que par une nuance dans son intensité, ou plutôt, par une plus grande urgence de soins réclamés par la complication d'un cas nouveau qui masque provisoirement l'ancien. La sollicitude qu'exige l'arrivée d'une maladie aiguë ne doit-elle pas être supérieure à celle qu'exige la continuité d'une maladie chronique ?

Cette maladie aiguë a été ici une bronchite, avec les caractères de la maladie dite influenza, dans le langage du jour. La durée de cette bronchite, traitée par moi, y compris celle de la convalescence, a été d'environ un mois et demi, ayant débuté vers le 15 novembre 1897, pour se terminer vers le 31 décembre.

C'est à partir de cette dernière date que j'ai pu commencer le traitement de la maladie chronique laissée à l'écart et dont s'occupe la présente observation.

État actuel physiologique, hygiénique et pathologique. — Fille célibataire de cinquante-huit ans, lingère, travaillant habituellement chez elle, mais allant, une fois par semaine, sur un marché pour y débiter son travail ; habitant, depuis dix ans, avec une amie également célibataire; ayant un confortable matériel convenable pour une ouvrière. Taille au dessus de la moyenne pour son sexe; constitution générale en apparence irréprochable; tissu adipeux laissant à désirer; visage ridé, teint peu satisfaisant, joues un peu excavées ainsi que les paupières; chevelure assez pauvre, non franchement blanche. En un mot, stigmates d'une vieillesse prématurée; physionomie souriante, caractère doux et sociable, intelligence correcte. Lui demandant un jour si elle avait renoncé à se marier, elle me répond en souriant : « On ne m'a jamais demandée. »

La bronchite dont j'ai parlé ayant disparu, en laissant, néanmoins, un certain degré d'affaiblissement, la fille C... me parla, pour la première fois, d'un état morbide datant de loin, qui avait résisté aux soins divers de plusieurs praticiens et qui, sans avoir jamais compromis sa vie, avait semé sur son chemin beaucoup de soucis et de circonstances pénibles. Voici les détails de cet état morbide.

A la suite de la ménopause, il lui resta des troubles nerveux à crises très fréquentes, de durée très variable et dont je vais donner la description dans leur maximum d'intensité.

Tout à coup, il lui survenait, dans le voisinage d'un genou, un tremblement qui se propageait, dans le même côté, vers le cœur, y provoquant de l'anxiété, au point de lui faire redouter la mort, séance tenante; puis le tremblement s'étendait vers le côté opposé de la tête. La malade y portait instinctivement la main, pour presser fortement la région envahie; ce qui paraissait la soulager. Mais, en dehors de cette acuité très variable en ses crises, la fille C... était exposée à un trouble cérébral presque permanent, sitôt qu'elle se hasardait sur la voie publique. L'imagination paraissait, d'ailleurs, y avoir une grande part, car lorsqu'elle se faisait accompagner, côte à côte, ne fût-ce que par un enfant, l'assurance contre les vertiges et contre la chute était acquise. De là une torture morale continuelle qui troublait son existence. Ces symptômes, sans lésion organique, me suggérèrent la proposition de la séquardothérapie orchitique, médication tout à fait inconnue pour elle, bien entendu, et dont la nouveauté la fît sourire, d'un air d'incrédulité, vu surtout les autres tentatives nombreuses et vaines, faites sur elle, depuis près de quinze ans. Après une certaine insistance de ma part, convaincue, elle me dit : « Monsieur le docteur, la grande confiance que m'inspire votre grande expérience me fait accepter votre traitement. » Et dès le lendemain, le traitement fut inauguré.

Traitement et résultats. — Je n'entrerai pas dans les détails de la technique. Elle est à peu près uniforme dans tous les cas et j'en ai parlé amplement ailleurs.

Chaque jour, fut faite une injection, et au bout de six, le résultat fut des plus satisfaisants. Ici, se renouvelle encore une scène détaillée dans plusieurs de mes observations. L'aspect nouveau de la physionomie était tel que l'on pouvait y lire le degré d'amélioration générale de tout l'organisme. Je dis alors à ma cliente : « Sortez demain (c'était un dimanche), et puisque vous n'avez pas pu assister à la messe, depuis trois mois, à votre grand regret, je vous garantis la disparition de tous vos vertiges et surtout l'absence de toute chute. »

Dans la matinée de ce jour-là, un parent, qui n'avait pas vu la malade depuis une vingtaine de jours, étant venu la voir, fut tellement frappé de la transformation survenue sur son visage, que spontanément, il l'en félicita, en lui demandant quel était le traitement qui l'avait ainsi transformée. Cette circonstance augmentant encore la hardiesse que je lui avais inspirée, la fille C... non seulement alla à l'église, où elle put rester tout le temps de l'office, mais encore put, dans la journée, aller voir une parente, à trois kilomètres environ de son domicile même.

Satisfaite de sa guérison et quoique j'insistasse sur la nécessité de revenir, de temps en temps, aux injections, pour la consolider, elle ne put s'y résoudre, pour deux raisons : premièrement, parce que, malgré l'absence de toute douleur, la perspective de la simple piqûre occasionnait encore chaque fois, chez elle, une certaine émotion, et secondement, parce que la dépense occasionnée par cette médication paraissait déranger l'équilibre de son modeste budget. J'ai vu quelques jours après la malade ; elle était encore sortie, sans être, néanmoins, complètement rassurée, vu l'état moralement aussi bien que physiquement fâcheux où elle avait vécu pendant près de quinze ans. Vingt jours après, la fille C... alla passer quelque temps à la campagne et en est revenue toute transformée. J'ai pu constater sa satisfaction de son état physique et moral.

ANNEXE VII

Considérations générales sur l'urémie. — Son traitement classique et son traitement séquardothérapien.

INTRODUCTION.

Définition. — On entend par urémie l'intoxication du sang par certains principes qu'il contient, soit qu'ils viennent normalement de l'extérieur par l'alimentation, soit qu'ils se fabriquent physiologiquement dans l'organisme par la vie intime des tissus ou par certaines élaborations intestinales.

Le Dr Bouchard a contribué largement et originalement à nous faire connaître l'urémie, dans ses causes inconnues jusqu'à lui. Le sang, véhicule des éléments dont il est ici question, en est donc empoisonné, pour ainsi dire physiologiquement, et devient lui-même un véritable poison physiologique, en dehors de toute autre cause.

Injectez, dans les veines d'un animal sain, de l'urine d'un autre animal et même d'un homme également sains, vous l'empoisonnerez et vous lui inoculerez l'urémie.

Les divers éléments toxiques qui produisent l'urémie sont très variables dans leur quantité et dans leur combinaison. Faites dominer tels ou tels éléments dans une urine, vous produirez telle ou telle forme dans l'urémie artificielle. De là des variétés dans l'urémie spontanée, et la difficulté de rencontrer deux cas tout à fait identiques. Heureusement que cette diversité n'en entraîne pas une grande dans le traitement de chaque cas. De là encore l'explication de l'uniformité du traitement séquardothérapien, malgré les variétés de formes.

TRAITEMENT CLASSIQUE DE L'URÉMIE.

Puisque l'urémie est produite par la présence de certains éléments toxiques dans le sang, qui pour sortir de l'organisme utilise ses divers émonctoires, mais particulièrement l'urine, l'indication à remplir n'est-elle pas de favoriser cette sortie qui constitue une véritable épuration? Cette indication a donc pour résultat ultime d'activer surtout l'action filtrante du rein. Voilà la théorie du traitement classique.

Mais Brown-Sequard lui en a opposé une autre. La sécrétion interne du rein, a-t-il dit, a pour mission de passer dans le sang et d'y neutraliser les principes toxiques qui peuvent l'altérer par leur séjour trop prolongé ou par leur quantité physiologiquement nuisible. L'urémie consisterait donc dans l'insuffisance de la sécrétion interne du rein. Donnez à un sang gâté par l'urémie une sécrétion interne rénale, prise dans un autre organisme sain, et vous aurez trouvé le contre-poison. Voilà toute la théorie séquardothérapienne. Son créateur l'a opposée au Dr Dieulafoy, médecin distingué des hôpitaux de Paris, dans les conditions ci-dessous.

Ce savant observateur, ayant traité en vain par la méthode ordinaire un cas grave d'urémie, voulut essayer la sécrétion interne du rein, d'après la formule de la préparation séquardothérapienne. S'il ne parvint pas à guérir le malade, il le soulagea réellement et

prolongea suffisamment sa vie, pour être autorisé
à reconnaître une véritable efficacité dans le traitement qu'il venait d'employer, en désespoir de cause.
Seulement il interpréta son succès relatif de tout
autre façon que l'inventeur de la méthode. C'est l'action
diurétique de la *néphrine* (nom donné à sa préparation
rénale) et non pas son action antitoxique qu'il vit dans
son succès relatif. Mais Brown-Sequard, tout en le féli-
citant, chercha à lui prouver qu'il se trompait dans
son interprétation du succès relatif.

TRAITEMENT SÉQUARDOTHÉRAPIEN DE L'URÉMIE.

C'est donc la sécrétion interne du rein que Brown-
Sequard a proposée contre l'urémie, en lui attribuant
la propriété spéciale de détruire les principes toxiques
contenus normalement dans le sang, et qui, par son
simple déficit, produit l'urémie.

Cela ne veut pas dire pourtant que la sécrétion
interne du rein soit la seule sécrétion qui puisse
atteindre ce but. Car le champ très vaste des propriétés
thérapeutiques de la sécrétion interne du testicule
comprend également la puissance de lutter contre cet
empoisonnement urémique. En effet, le liquide orchitique préparé selon la formule du Collège de France
a tellement répandu son domaine en thérapie, qu'il
semble être devenu une espèce de panacée. Il n'est
donc pas un symptôme important d'une maladie quelconque qui ne soit justiciable de cet extrait organique.
Sous le bénéfice de ce fait indéniable, reposant sur une
vaste expérimentation, il est très admissible que dans
le traitement de l'urémie, le liquide orchitique puisse
prendre la place du liquide rénal.

Grâce à un fait observé par moi, ma conviction est presque acquise.

Sous le bénéfice de ces considérations générales, et vu les difficultés que j'aurais rencontrées pour me procurer régulièrement la préparation rénale, je me suis décidé à lui substituer la préparation orchitique. Voilà la raison d'une thérapeutique qui, sous réserve d'erreur, n'a pas été encore appliquée à l'urémie. Ai-je réussi à lui découvrir une puissance réelle? Les lecteurs aptes à interpréter les faits médicaux seront mis dans les conditions nécessaires pour pouvoir se prononcer; car je suis entré dans des détails qui pourraient être qualifiés futiles, si je n'avais pas eu la précaution de les justifier. J'avertis pourtant les critiques qu'en me faisant certaines objections, ils n'en auront pas la primeur, car moi-même je les fais ici mentalement. Ils seront donc privés de la satisfaction de dire des choses que je n'ai pas pensées ou que j'ai ignorées. Cela dit, je quitte le port et j'entre en mer en bravant les flots et les écueils de la contradiction.

OBSERVATION XVIII

Urémie compliquée de décrépitude sénile. — Véritable résurrection. — Récidive trois mois après et mort. — Soixante-dix ans.

Antécédents héréditaires. — Le sieur X... est le frère aîné du sieur X..., dont il est question dans l'observation II. Par conséquent, les antécédents héréditaires des deux sont les mêmes. J'ai même annoncé son fait pathologique dans cette observation, en disant qu'il en serait fait mention spécialement plus tard. Je renvoie donc le lecteur à cet historique héréditaire.

Antécédents personnels, hygiéniques et pathologiques. — Le sieur X... est né en 1821; père de famille de quatre enfants dont une fille célibataire, avec laquelle il habite depuis plusieurs années, étant devenu veuf à une date très rapprochée. Ancien petit patron, il a été obligé d'entrer comme contremaître dans un des plus grands ateliers d'ébénisterie de Bordeaux, où il s'est débilité d'une façon lamentable, à tous les points de vue, surtout par une hygiène défectueuse en tout point. Épuisé à l'extrême, il lui a fallu abandonner complètement son état et prendre un repos auquel il était loin d'être préparé par des ressources amassées. Pendant cette période de plusieurs années, des maladies graves l'ont souvent arrêté, en portant une atteinte nouvelle et de plus en plus prononcée, à une constitution physiologiquement appauvrie. Bronchites, pneumonies, parfois menace au cerveau, voilà les assauts que le sieur X... a subis. Il est résulté de cette double cause une sénilité rapide que l'âge seul n'aurait pas provoquée : amaigrissement extrême, face excavée, teint livide, rides très profondes, affaiblissement musculaire général, c'est-à-dire promptitude à la fatigue, lenteur dans la marche, impossibilité de supporter un travail un peu pénible : voilà pour le côté physique.

Voyons maintenant le côté intellectuel et moral. Nonchalance dans les idées et dans les expressions, affaiblissement de la mémoire, caractère morose, inquiétude permanente, plaintes, hélas! trop fondées, du côté de ses garçons; en un mot, double dépression morale et intellectuelle. Une infirmité était venue mettre le comble à cette triste accumulation : c'est une double hernie inguinale mal contenue par un bandage et qui était l'objet perpétuel de sa sollicitude.

Je m'aperçois que j'ai oublié de noter plus haut un incident pathologique; mais je ne dois pas en avoir grand regret, car en le renvoyant ici je le donne comme prolégomène du fait capital dont il va être question, et on peut même le regarder comme l'ayant préparé. Il s'agit, en effet, d'une néphrite accompagnée d'œdème aux jambes; et, chose curieuse, ce fut une semblable maladie qui causa la mort de sa femme, atteinte plusieurs fois de crises d'éclampsie dont la dernière l'a emportée. Cette coïncidence n'est-elle pas curieuse? Je me borne à cette exclamation et j'arrive au fait capital.

Le 4 août 1892, je fus appelé, à quatre heures de l'après-midi, auprès du sieur X... Guéri par le vin de Trousseau et par l'eau-de-vie allemande, depuis déjà quelques mois, de la maladie de Bright, il venait d'être atteint presque subitement par le symptôme le plus grave, le coma, sans que pourtant je puisse dire que quelques symptômes plus légers ne s'étaient pas présentés auparavant, mais qui n'auraient pas excité l'inquiétude de son entourage.

Ne voulant pas entrer dans des détails très minutieux, vu l'originalité du traitement employé, je vais suivre la marche des éphémérides.

Mais comme il y a des symptômes de la maladie qui ne se sont jamais et d'autres qui se sont constamment présentés, j'énumérerai ici chacun d'eux, pour n'en pas encombrer mes détails journaliers ultérieurs.

D'abord, jamais l'urémie n'a pris la forme convulsive. C'est toujours le coma combiné à la dyspnée ou à un peu de délire qui a dominé la scène, en y mêlant presque constamment des troubles de la vision.

Je me débarrasse encore des accidents d'estomac et d'intestins dont les fonctions ont été très peu ou presque pas troublées; c'est-à-dire, pas de vomissements ni de diarrhée.

Ceci une fois convenu, j'aborde les éphémérides.

4 août 1892 (quatre heures de l'après-midi). — Coma qui fait craindre une gravité immédiate. Je pourvois à cette indication urgente, me réservant de commencer dès demain le traitement que je croyais le seul possible avec la fameuse diète lactée, les anciens traitements ayant été abandonnés par les praticiens, au moins pour attaquer le mal dans sa nature, sinon dans ses symptômes. C'est à partir du lendemain seulement que j'ai pu avoir la tranquillité d'esprit nécessaire pour prendre régulièrement mes notes : l'intérêt que je portais au malade avait accaparé toute ma sollicitude, et l'homme de science se taisait au début.

5 août (visite dans la matinée et dans l'après-midi). — Pas d'urine dans la nuit du 4 au 5, mais un litre dans la journée du 5 rendue en trois fois. Le malade chaque fois paraissait faire des efforts. Le ventre était ballonné jusqu'au nombril. Il était probable que les parois abdominales ne pouvaient pas aider la membrane musculaire de la vessie pour expulser l'urine; mais il était possible aussi qu'il y eût un obstacle

purement mécanique à cette expulsion. Un sondage me prouva qu'il n'y avait ni calcul dans la vessie, ni rétrécissement dans le cánal de l'urètre. Selle normale,

Accès de fièvre, dans les conditions suivantes que je détaille ici, pour n'avoir pas besoin de détailler, lors des accès subséquents, nombreux comme on le verra. Peau chaude; visage congestionné; langue blanche vers son milieu et jamais sèche, comme dans les états typhiques; jamais de soif ou, du moins, pas de manifestation de soif; respiration un peu gênée seulement et un peu de délire; le tout accompagné de coma; cessation de la fièvre dans l'après-midi, suivie d'un peu de moiteur sur la peau; déglutition possible mais lente. Voici les boissons qui ont été toujours administrées jusqu'à la fin de la maladie, boissons parmi lesquelles a toujours dominé le lait et où n'a jamais figuré le bouillon : lait, soit seul, soit mêlé à de la décoction de racine de guimauve ou à du café; vin. Je ne parle pas ici de quelques aliments qui ne seront cités que lorsqu'ils seront utilisés. Le malade reconnaît à peine ses frères, ne répond aux questions qu'avec lenteur et ne parle pas spontanément.

Injection orchitique.

6 août (trois heures de l'après-midi). — Un demi-verre d'urine. Selle normale. Retour de la fièvre; réapparition du coma qui avait disparu pendant quelques heures; délire, mutisme complet; déglutition gênée des boissons alimentaires citées plus haut; cessation de la fièvre dans la journée.

Injection orchitique.

7 août. — Un demi-verre d'urine. Retour de la fièvre avec coma plus prononcé et avec délire et somnolence; mutisme, bredouillement, immobilité générale; position constamment horizontale; persistance dans la pression de la main, mais n'allant pas jusqu'à la pren-

dre, si on ne la lui présente pas. C'est sans doute qu'il y a trouble dans la vision, amaurose brightique. Ce trouble est complété par une hallucination; le malade promène son bras dans l'air comme pour y saisir quelque chose (obnubilation), phénomène morbide qui persistera longtemps avec cécité plus ou moins complète. Une fois en possession de sa fonction visuelle normale, le malade a déclaré, en effet, spontanément que pendant la période aiguë de son état, il n'y voyait pas. Enfin arrive un phénomène pathologique qui a dominé pendant toute la période aiguë du drame : c'est la dyspnée qu'on appelle Cheyne-Stokes.

De temps en temps, le malade est surpris par une crise violente d'oppression qui dure plus ou moins longtemps, quelquefois une heure, sans compromettre, néanmoins, l'existence. Puis, tout à coup, la respiration redevient normale, le visage de rouge devient pâle et quelquefois même il y a une syncope plus grave que l'oppression elle-même. A la suite de cette accalmie, réapparition de la crise suivie de la même terminaison et des mêmes effets. Cette scène se répète un certain nombre de fois, dans un espace de temps limité. Déglutition normale et boissons comme plus haut.

Injection orchitique.

8 août (dix heures du matin). — Retour de la fièvre avec chaleur de la peau plus prononcée que précédemment (hyperthermie); coma très profond; paupières constamment fermées; somnolence difficile à vaincre; intelligence nulle; respiration Cheyne-Stokes; plaintes continues (est-ce pour cause de douleurs?); pression de la main presque nulle. Dans la nuit, un verre d'urine à odeur ammoniacale très prononcée qui se répand autour du malade; œdème au visage et aux mains avec effacement complet des espaces interosseux; déglutition et boissons *ut supra*.

Injection orchitique.

8 août (cinq heures du soir). — Persistance de la fièvre et de l'hyperthermie (100 pulsations). Coma; retour de la respiration Cheyne-Stokes; persistance de l'œdème. Un demi-verre d'urine pas trop chargée, mais toujours à odeur ammoniacale. Déglutition difficile; le malade ne s'y prêtant pas, on est obligé de porter à sa bouche la tasse des boissons alimentaires.

9 août (dix heures du matin). — Disparition de la fièvre; un demi-verre d'urine pas trop chargée, mais à odeur toujours ammoniacale; pas de selle depuis trois fois vingt-quatre heures; respiration Cheyne-Stokes moins prononcée; mucosités épaisses dans les voies aériennes difficiles à expectorer; plaintes continuelles; collapsus des membres depuis vingt-quatre heures; les bras, élevés par moi, retombent sur le lit comme une masse inerte; pas de manifestations d'obnubilation; sensibilité cutanée amoindrie; pas de déglutition spontanée, et de plus petites gorgées; toute relation avec l'extérieur a cessé. En un mot, gravité telle qu'elle ne peut être dépassée que par la véritable agonie.

Injection orchitique.

10 août (dix heures matin). — Pas d'urine depuis la veille (anurie); chute de la fièvre (65 à 70 pulsations). Peau fraîche; un peu de pression de la main qu'on lui présente, un peu de mouvement spontané aux bras; moins d'automatisme dans leur descente; mutisme. Sans reconnaître les personnes, réponse par oui ou par non; dyspnée moindre; dysphagie moindre; plaintes moindres; en un mot, diminution dans la gravité.

Injection orchitique.

10 août (cinq heures après-midi). — Paupières ouvertes; toujours réponses par monosyllabes, mais seulement quand on insiste; ne reconnaît ni sa fille ni sa belle-fille et leur répond par le mot « Madame ». Mouvements spontanés des bras vers le visage; tou-

jours respiration difficile, pas de selle; un demi-verre d'urine rendu à trois heures depuis la veille au soir (oligurie);. toujours dysphagie, même d'une simple tasse de café au lait qu'on est obligé de lui porter à la bouche; mastication possible avec déglutition de quelques prunes.

Injection orchitique.

11 août (neuf heures du matin). — Un verre d'urine chargée rendue hier à sept heures du soir, presque autant ce matin; au total à peu près un demi-litre depuis la veille. Pas de selle, la dernière datant du 6 août. Il est vrai qu'elle fut abondante et molle; paupières souvent fermées; presque pas de plaintes; un peu plus de force dans les bras qui se lèvent spontanément en se portant au visage et ne retombent pas automatiquement sur le lit. Obnubilation comme précédemment; peau presque fraîche; pouls assez fort; persistance à ne pas reconnaître les personnes; quelques réponses brèves à force d'interrogations; déglutition possible de boissons alimentaires; possibilité de mâcher et d'avaler quatre pruneaux; depuis hier au soir, respiration presque normale.

Injection orchitique.

12 août (dix heures du matin). — Trois quarts de litre d'urine rendue en vingt-quatre heures, en trois fois, opaque, laissant au fond de la bouteille un dépôt blanc sale d'un travers de doigt, à odeur ammoniacale forte; un urinoir avait été placé entre ses jambes, dans la position convenable pour recevoir le liquide à tout instant. On s'aperçoit que le malade laisse tomber le liquide, par la grimace qu'on lit sur son visage, car le mutisme persiste toujours. Les selles n'ayant pas eu lieu depuis plusieurs jours, un lavement émollient est donné et est suivi assez promptement d'une selle assez dure; chaleur de la peau presque normale; pouls toujours fort et assez

fréquent (80 pulsations); visage un peu coloré; paupières moins souvent fermées; moins de plaintes; respiration Cheyne-Stokes, mais moins intense; quintes de toux dues à la présence de mucosités épaisses dans les voies aériennes avec difficulté pour les expectorer. Le malade dit clairement qu'il n'y voit pas mais qu'il entend; et il répond en effet sur mes instances, mais avec lenteur, et toujours par monosyllabes, sans pouvoir reconnaître les personnes. Retour de la force musculaire aux bras: le malade les élève spontanément; mais toujours immobilité dans la position horizontale des membres inférieurs; déglutition toujours possible, mais parfois suivie d'engouement; de là, nécessité de procéder par petites gorgées et même de les interrompre quelques instants.

Sueurs profuses de tout le corps.

Pas d'injection, faute de liquide.

13 août (quatre heures après-midi). — Maintien de l'ouïe, mais toujours absence de la vision (amaurose brightique); visage normal; respiration normale; plus de mucosités des voies aériennes; selles normales et molles; température générale normale; pulsations normales (65 à 70); pression forte de la main, quand on la lui présente. Enfin, conversation un peu prolongée et correcte; perte, néanmoins, de la mémoire pour le nom de ses enfants; il le demande; impossibilité de porter la tasse à la bouche, mais déglutition et même mastication faciles; quatre tasses de lait avec deux biscuits trempés.

Au total, amélioration considérable dans les vingt-quatre heures; plus de menace de mort immédiate; espoir de guérison.

14 août. — Moiteur dans la nuit; peau fraîche et un peu humide dans la matinée; visage presque normal; pression de la main assez vigoureuse, quand on lui demande de la présenter; mais il la trouve avec diffi-

culté à cause de l'amaurose; si on met la tasse dans la position convenable, il boit sans interruption et en s'engouant moins. Sur ma demande, il dit : « Docteur Marmisse »; il dit aussi le nom de sa fille, peut tenir une petite conversation. Pas de somnolence; pour la première fois, il tourne ses yeux autour de lui. Pas de mucosités dans les voies aériennes; respiration convenable; un litre environ d'urine dans les vingt-quatre heures. Le malade porte sa main à la région frictionnée avant-hier de pommade stibiée, pour gratter des pustules; nouvelle friction.

Pas d'injection, faute de liquide orchitique.

15 août (matin). — Selle molle spontanée; un litre d'urine dans les vingt-quatre heures, normale en couleur et en odeur; paupières ouvertes; somnolence qui s'interrompt, quand on lui parle, mais toujours coma et obnubilation; pression de la main toujours forte; obligation de lui porter la tasse aux lèvres et de l'y tenir pour la déglutition qui est d'ailleurs facile. Boissons chaudes depuis quelques jours pour faciliter la transpiration; pain dans son café au lait; mastication de biscuits qu'on lui met entre les dents; moiteur au visage et non ailleurs. Un peu de subdélirium; néanmoins, réponses assez nettes. Sur mon invitation, le malade s'essuie les lèvres avec sa serviette.

Pustules nouvelles sur la région rénale, nombreuses et très prononcées.

Injection au haut des cuisses à cause des nodosités survenues à l'abdomen.

15 août (cinq heures soir). — Retour de la fièvre (110 pulsations), de la somnolence et de l'obnubilation. Sur mes instances, le malade rend devant moi trois quarts de verre d'une urine pas trop chargée ni odorante.

16 août (matin). — Un litre d'urine pas trop opaque dans les vingt-quatre heures; cessation de la fièvre;

chaleur normale de la peau; presque pas de délire; intelligence assez nette; réponses plus faciles; toujours amaurose et obnubilation.

16 août (quatre heures soir). — Un verre d'urine rendue en une fois, pas trop opaque; retour du coma et de la chaleur à la peau. Le malade se plaint d'un peu de céphalalgie, — je fais remarquer que c'est la première fois; — il veut tenir la tasse pour avaler et avale facilement. Réponses rares et lentes.

17 août. — Un peu plus d'un litre d'urine dans les vingt-quatre heures; selle normale.

Injection au bas-ventre.

18 août. — Retour de la fièvre; un peu de délire. Sentant le besoin d'uriner; il n'a pas l'intelligence de demander à être aidé. Il repousse un fauteuil placé devant son lit pour éviter une chute; il se lève et on le trouve à un pas de son lit tout hébété. Un urinoir est placé entre ses cuisses pour recevoir l'urine sans qu'il y eût effort de la part du malade pour satisfaire ses besoins. Dans la nuit, il le retire de cette place et le met à côté de sa poitrine, ce qui lui fait répandre l'urine dans le lit.

19 et 20 août. — Pas d'injection faute de liquide. Lenteur dans les mouvements des bras. Si on les lui lève, ils restent quelques instants en l'air, comme en catalepsie. C'est la première fois qu'il est question de ce trouble de la locomotion, et je profite de cette circonstance pour dire qu'il n'y a jamais eu de convulsion et de contracture. En fait de paralysie, il n'y a eu que des crises de faiblesse musculaire plus ou moins complètes, plus ou moins fréquentes et plus ou moins permanentes; il n'y a jamais eu de soubresauts des tendons.

Pression de la main toujours forte; le malade peut prendre la tasse et la porter à la bouche; déglutition facile; boissons alimentaires ordinaires avec biscuits et pruneaux au vin. Disparition de l'obnubilation; retour sensible de l'intelligence; conversation possible allant jusqu'à la loquacité. Le malade donne nettement ses sensations, reconnaît les personnes, se souvient des conversations qu'il a eues avec elles, ne peut néanmoins se souvenir de ce qui regarde sa femme morte depuis trois mois; il demande si elle rentrera bientôt. Comme particularité curieuse, que j'ai déjà signalée ailleurs, sa femme a succombé à une crise d'éclampsie d'origine brightique, étant depuis déjà longtemps atteinte d'amaurose.

Injonction orchitique.

22 et 23 août. — Toujours tendance à la loquacité ayant succédé à la taciturnité antérieure; physionomie plus normale, sauf que la bouche est toujours béante, comme chez les hébétés; progrès dans le retour de la force intellectuelle et motrice. Le malade mange seul; il prend des précautions pour ne pas salir la couverture; il se préoccupe même de ne pas verser l'urine dans le lit; respiration normale.

A dix heures du matin, le malade est levé; il se rend sur son fauteuil étant un peu aidé, de même que pour revenir. Alimentation convenable; pas d'urine; pas de selle.

Injection.

24 août. — Le malade s'est levé tout seul dans la nuit pour uriner. Le matin il se lève et s'habille tout seul, va à son fauteuil sans trop traîner ses pieds. Il demande son journal et le lit en s'y intéressant; il entame des conversations politiques avec des personnes, mais il n'a pas la mémoire des noms des personnages et des dates des faits.

25 août. — Retour de la force morale, intellectuelle et physique; le malade dit qu'il marche comme un jeune homme de vingt ans. Rappelons qu'avant sa crise d'urémie, sa marche était très lente et qu'aujourd'hui

elle est assez rapide. Les trois espèces d'améliorations que je viens de constater, par rapport à son état antérieur, étaient visibles pour tous ceux qui le connaissaient en dehors de sa parenté.

26 août. — Le malade va s'asseoir devant une fenêtre au rez-de-chaussée et voit passer le monde, toujours en lisant son journal. Sa force intellectuelle était surtout remarquable même pour lui. « Mes idées et mes réflexions, disait-il, sont trop nombreuses »; — il faisait allusion à des soucis d'ordre familial et de nature matérielle et morale.

27, 28 et 29 août. — Le malade peut aller sur une place publique du voisinage (à cent mètres environ), s'assied sur un banc et y reste des heures entières à voir passer le public.

30 août. — Même situation et progrès plus sensibles.

31 août. — Le sieur X... peut aller à pied dans une commune de la banlieue (Talence), pour y visiter le tombeau de famille où avait été déposé le cercueil de sa femme, c'est-à-dire, à une distance de six kilomètres. En s'en retournant, il s'arrête pour dîner chez un de ses fils, architecte de l'Usine à Gaz, à quinze cents mètres de son domicile.

Mais, hélas! cette espèce de résurrection ne fit que précéder de quelques mois une récidive suivie de mort. L'urémie reprit donc son empire sur une proie qui lui avait été disputée avec tant de persévérance et d'énergie.

Conclusion. — Ici je suis embarrassé pour affirmer que je suis convaincu scientifiquement que la guérison provisoirement obtenue chez mon malade doit être attribuée au traitement combiné du régime avec la séquardothérapie orchitique. La guérison spontanée a été signalée par des observateurs sérieux dans des cas aussi graves que le mien. Néanmoins, si je n'étais pas arrêté par la crainte d'allonger outre mesure une observation déjà si longue, je donnerais bien mes raisons pour répondre aux bonnes raisons de mes critiques éventuels. Et en bon père de famille je défendrais mon fils, malgré certains vices congénitaux qui ne détruisent pas chez lui les bonnes qualités.

Mon malade, après avoir subi toutes les péripéties que j'ai détaillées jour par jour, n'a été arraché à la mort que pour quelques mois; c'est vrai. Mais c'est sans doute parce que la lésion, qui avait envahi sûrement au moins l'un ou l'autre rein et probablement les deux, était devenue invincible.

L'autopsie d'Alexandre III atteint d'une double néphrite a expliqué l'insuccès de tous les efforts tentés par les praticiens les plus éminents qu'avaient fournis l'Allemagne et la Russie, pour conserver à ses soixante-dix millions de sujets le puissant et sympathique potentat. La désorganisation rénale était trop avancée pour pouvoir être restaurée par une thérapeutique quelconque connue jusqu'à ce jour. Placés dans les mêmes conditions pathologiques, empereur et laboureur ne peuvent qu'y succomber fatalement. La science médicale est ici plus égalitaire que la justice sociale. Qu'elle monte vers l'habitant d'un superbe palais ou qu'elle descende vers celui d'une humble chaumière, elle est égalitairement impuissante, et pour être plus franc, elle est égalitairement ignorante pour trouver le moyen de sauver l'un ou l'autre de ses deux clients. Ne voulant pas citer ici les vers si connus de Malherbe sur l'égalité de tous devant la mort, je me contenterai de citer celui de mon poète latin favori, sur l'égalité devant l'ignorance médicale, en lui demandant, néanmoins, la permission de modifier son premier mot :

REGALES intra muros peccatur et extra.

Désarmés contre le brightisme, pourquoi les praticiens ne tenteraient-ils pas la séquardothérapie orchitique dont l'innocuité est d'ailleurs absolue, même dans l'hypothèse d'un insuccès, comme je crois l'avoir constaté surabondamment dans les résultats obtenus sur moi et sur les autres?

Si, à l'époque où j'ai tenté l'application de la séquardothérapie orchitique à l'urémie, j'avais eu l'expérience que j'ai acquise, pendant les cinq dernières années écoulées, j'aurais certainement adopté une technique tout autre que celle que j'ai employée dans l'observation XVIII. Ainsi d'abord j'aurais eu recours à une préparation orchitique non filtrée par la bougie d'Arsonval, pour les raisons données ailleurs; ensuite j'aurais hasardé un dosage plus intense, sans être effrayé par les phénomènes physiologiques possibles avec cette exagération de dose, c'est-à-dire par l'orchitisme.

Les confrères qui me feront l'honneur de lire l'observation XVIII pourront être plus heureux que moi, s'ils veulent tenter la même médication, dans une maladie pour laquelle les ressources thérapeutiques ordinaires sont si défaillantes. Le succès purement relatif que j'ai obtenu, chez un malade qui m'était très cher, ne doit-il pas les engager à entrer dans la même voie et leur faire espérer davantage encore?

ANNEXE IX

Statistique des résultats favorables obtenus par la séquardothérapie orchitique antisénile, recueillis dans la littérature.

INTRODUCTION.

Je n'ai pas eu l'intention de consacrer un vrai volume à la séquardothérapie orchitique antisénile. J'ai donc été obligé de me limiter et, au lieu de moissonner dans la littérature séquardothérapienne, déjà très abondante en faits authentiques, je me suis contenté d'y glaner quelques observations-types, comme je l'ai dit, groupées avec celles que j'ai pu recueillir dans ma pratique personnelle; y prenant quelques rayons pour éclairer l'obscurité de mon œuvre.

Pour suppléer, néanmoins, au petit nombre, volontairement restreint, venu d'ailleurs, je veux terminer ma modeste publication par une statistique purement chiffrée.

Je dois dire que les cas similaires recueillis par moi s'appliquent, comme les miens, non seulement à la sénilité franche, mais encore à la sénilité compliquée, c'est-à-dire, accompagnée de maladies graves qui ont été la conséquence ou la cause des accidents séniles; en sorte que le traitement orchitique s'appliquait tout aussi bien à des maladies bien prononcées, compliquées par certaines lésions, qu'à des troubles purement fonctionnels produisant la sénilité. Le trai-

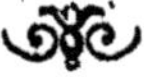

BORDEAUX

IMPRIMERIE NOUVELLE DEMACHY, PECH & Cie

16 — rue Cabirol — 16

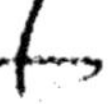

9 782019 169978